アントロポゾフィー医学の本質

アントロポゾフィー医学の本質

ルドルフ・シュタイナー＋イタ・ヴェーグマン
浅田豊＋中谷三恵子訳

水声社

序文

オーストリアの哲学者であるルドルフ・シュタイナー博士（一八六一―一九二五）と、オランダのイタ・マリア・ヴェーグマン医学博士（一八七六―一九四三）によって、アントロポゾフィー医学は一九二一年にスイスで創始されました。この医学においては、現代の学術的な医学を、アントロポゾフィーの霊学とルドルフ・シュタイナーの哲学とに結びつけた西洋医学が問題となります。アントロポゾフィーとは、ギリシア語の「人間《アントロポス》」と「叡智《ゾフィー》」という二つの言葉を合わせた人智学という意味です。

はじまって九十二年になるこの医療システムは、今では六十を越える国々に広がっており、五大陸のすべてに及んでいます。現在、アントロポゾフィー医学を代表する人々は、主にドイツ、スイス、オランダ、ブラジルで活動しています。（詳細は以下のサイトをご覧下さい。www.ivaa.info 及び www.medsektion-goetheanum.org）この医療を行う大規模病院はドイツ、スイス、スウェーデンにあり、ドイツのヘルデッケやシュトゥットガルトには、地域医療を担う病院として設立されたものもあります。アントロポゾフィー医療の医薬品として特に知られているのはイスカドールであり、他にもヘリクソール、ヴィズムアブノバといったヤドリギ調整剤があります。これらは癌の治療と、生活の質の改善において効果があることが証明されており、またいくつかの研究において寿命を延ばす効果のあったことが証明されています。（www.mistel.de）

そして多くの国々にアントロポゾフィー医学を実践する診療所があり、芸術療法や新しい運動療法であるオイリュトミー療法、またバイオグラフィーワーク、ヴェーグマン／ハウシュカ式マッサージによる補完と、健康指導や病気の予防、家庭のための衛生教育も行っています。

この医学の全体的なコンセプトの中で重要なものの一つは、多くの国ではキャンプヒルと呼ばれている治療教育と、ソーシャルセラピーです。ルドルフ・シュタイナーが創始したヴァルドルフ学校運動との協働の中で、衛生教育のコンセプトが発展し、そしてそれによって一次予防と、後の人生における健康への配慮に対して大きな貢献をすることができました。（詳細は以下の本をご参照ください。ミヒャエラ・グレックラー／ヴォルフガング・ゲーベル共著『小児科診察室』邦訳、入間カイ訳、水声社刊）同様に、バイオダイナミック農法とも密接なつながりがあります。この農法は、健康に良い食品を生産するだけでなく、土壌を肥沃にすることや、単作作物と殺虫剤や化学肥料の大量投与によって害を受けている大地の再生のためにも、貢献したいと思っています。（日本バイオダイナミック協会　www.baaj.jp）

アントロポゾフィー医師になるための養成は、正規の医学教育を終了し、さらに必要な専門医教育を受けた医師であることが前提となります。アントロポゾフィーは、人間の本質について、体質との相互作用の中で身体的魂的に発展するものについて、そして人間と自然と宇宙の総合的な進化についてのシュタイナーの霊学的な研究による認識を付け加えます。この精神的な方向づけにおいて、アントロポゾフィー医学は古代の霊的な医術との共通性が多々あります。それはたとえば、伝統的な中国医学やアーユルヴェーダです。しかしアントロポゾフィー医学はこれらの医術とは異なり、アカデミックな医学の中へ言語的、思想的に完全に統合されることができます。日本におけるアントロポゾフィー医学の養成と発展は「日本アントロポゾフィー医学のための医師会」（http://j-paam.org/）が責任を担っています。

読者はすぐに気づかれると思いますが、この本は原書に忠実に翻訳されています。原書は一九二五年に出版されています。それ以降、医学は目覚ましい発展を遂げているにもかかわらず、なぜこの本はそのままなのでしょうか。たとえば、第八章の糖尿病に関して言えば、新しい地点から述べられても良いのではないでしょうか。この問いはまったく正当です。それに対する答えは、「この書物では、新しい医療の方向性全体に対する考え方の、出発点を呼び出すことが重要である」ということなのです。本質的なことはすべて、短く素描的ではあっても、この書物の中に書かれています。このことによってこの書物は、時間を超越した特性を持っているのです。そしてこの特性が、本書の中で展開されている病気と健康に関する考えと、医学的な研究の新しい立場との対話を可能にします。つまり、現代の自然科学的な医学に関する知識が広がれば広がる程、本書の著者の霊的な観点とそれは一致するのです。

まだあまりこの医療について詳しくない読者の方に対して、それぞれの章について、自然科学的な医学と、霊学的アントロポゾフィー的医学の間に橋を架け、そしてそれらの相互関係を詳細に理解することを可能にする注釈が書かれる必要があります。それが今後の課題です。

健康的でサルートジェネシス的なアントロポゾフィー医学が、日本で友人を見出すことができるように願っています。日本には精神的な伝統と文化が数多くあり、それらは現代の近代科学的な意識との間に橋を架けたいと願っているのではないでしょうか。

本書を翻訳された二人の訳者と、この本を出版するために尽力された方々に心より感謝の気持ちを捧げたいと思います。

二〇一二年十二月　ドルナッハ／スイス

ゲーテアヌム医学部門代表
医学博士　ミヒャエラ・グレックラー

目次

序文　ミヒャエラ・グレックラー――7
第一章　医術の基礎としての、真の人間本性の認識――17
第二章　なぜ人は病気になるのか――32
第三章　生命の現れ――38
第四章　感受する有機体の本質――44

第五章　植物、動物、人間　51
第六章　血液と神経　57
第七章　治癒作用の本質　63
第八章　人間の有機体内の諸活動、糖尿病　69
第九章　人体における蛋白質の役割とアルブミン尿　75
第十章　人間の有機体における脂肪の役割と見せかけの局所症候群　80
第十一章　人体の造形と痛風　84
第十二章　人間の有機体の構築と分離　89
第十三章　病気と治癒の本質　95
第十四章　治療的な考え方について　101
第十五章　治療方法　106
第十六章　薬剤の認識　111
第十七章　薬剤認識の基礎としての素材認識　117
第十八章　オイリュトミー療法　122

第十九章　特徴的な症例 —— 126
第二十章　典型的な薬剤 —— 157
初版（一九二五年）の前書き —— 169
初版（一九二五年）の後書き —— 172
日本におけるアントロポゾフィー医学の発展　**安達晴己** —— 175
訳者後書き —— 179

第一章　医術の基礎としての、真の人間本性の認識

本書が示すものは、医学的な知識と技術のための新しい可能性である。ここで述べられている医学的な見方が成立した時に、方向づけとなったいくつかの観点がある。これらの観点を受け入れられる人だけが、本書で述べられることを正しく判断できるであろう。

一般に承認されている現代の科学的方法にもとづいて機能する医学に対して、反対しているのではない。私たちは現代医学の原理を完全に承認する。そして、本書で述べられることを医療現場で実践するのは、この原理の意味において、医師資格を有する者に限られると考えている。

むしろ私たちは、今日承認されている科学的な方法によって得られる人間についての知識に、

別の方法によって得られる新たな認識を付け加えるのである。それゆえ私たちは、この拡張された世界認識と人間認識を用いて、医術の拡大のためにも働かざるを得ない。

私たちは現代医学を否定してはいないので、ここで述べられる事柄に対して現代医学が反対することは本来あり得ない。私たちの試みをはじめから否定するのは、自分の知識を認めさせようとするばかりか、自分の学識を越える認識について語ることを禁じる者だけだろう。

ルドルフ・シュタイナーが創始したアントロポゾフィー〔人智学〕の中に、私たちは世界と人間に関する認識の拡張を見出す。アントロポゾフィーは、現代の自然科学的な方法によってのみ得られる物質的な人間についての認識に、霊的な人間についての認識を付け加える。アントロポゾフィーは、物質認識についての単なる思案によって霊認識に到るものではない。この方法では、程度の差こそあれ、ただ単に考え出されたものにすぎない仮説が立てられるだけであり、現実にそれに対応するものがあるかどうかは、誰にも証明できない。

アントロポゾフィーは、霊的な事柄について語る前に、それを語ることを可能にする方法を育成する。この方法を理解するためには次のことを考慮する必要がある。今日承認されている自然科学の成果のすべては、根本において、人間の感覚を通した印象から得られたものである。なぜなら人間が器具を用いた実験や観察を行うことで、感覚が与えてくれるものを拡張するとしても、人間が感覚を通して生きているこの世界に関する経験に、本質的に新しいものは何も加わらないからである。

また思考によっても、それが物質界の探求に関わっている限りは、感覚によって与えられたものに新しいものが加わることはない。思考は法則（自然法則）へと到るために、感覚による印象を結びつけたり、分析したりする。しかし感覚界の研究者は、「私の中から湧き出るこの思考は、感覚界の現実に何か現実的なものを加えることはない」と言わざるを得ない。

しかしながら、もしも人が生活と教育によってもたらされた思考に留まらなければ、事態は即座に異なる。人はこの思考そのものを強め、力強くすることができる。単純で簡単に見通せる思考内容を意識の中心に据え、他の思考内容はすべて排除し、魂のすべての力をこのような表象に向け続ける。筋肉を何度も同じ方向に緊張させると強くなるように、このような方法で修練すると、魂の力は通常の思考の領域で力強くなる。これらの修練は単純で簡単に見通せる思考内容にもとづいて行われる、ということは強調されなければならない。なぜなら、このような修練をする間、魂は半無意識、あるいはまったく無意識的なものの影響にさらされてはならないからである。（ここでは、この修練の原理だけが示される。それぞれの修練に関する詳しい叙述と指導は、ルドルフ・シュタイナーの『いかにして超感覚的世界の認識を獲得するか』、『神秘学概論』、その他のアントロポゾフィーの文献を参照されたい。）

ある特定の思考内容を意識の中心に据えて、全力でそれに集中すると、さまざまな自己暗示や同類のものにさらされ、幻想の領域にたやすく入り込むのではないか、といった批判をすぐに浴びるかもしれない。しかしアントロポゾフィーは、このような修練がいかに進められるべきかということも同時に示す。したがって、このような批判はまったく根拠のないものである。このような修練をする時は、数学や幾何学の問題を解く時と同じように、完全な覚醒意識のもとで慎重に進めて行くことをアントロポゾフィーは示す。数学や幾何学の場合に意識が決して無意識の領域に滑り落ちて行かないように、上記の修練の場合にも、アントロポゾフィーの指導を遵守するのであれば、無意識に陥ることはない。

この修練を続けると、以前にはまったく予想もしなかった思考力が強められる。人は自分の中で働いている思考力を、人間本性の新しい実質のように感じる。そしてまた、自らの人間本性のこの実質とともに、以前には予感したかもしれないが経験としては未知であった世界実質が顕れる。人が自己観察をしている時に日常の思考に注意を向けると、その思考内容は感覚が与える印象と比べて影のように色あせて見える。

今、この強められた思考力によって知覚するものは、まったく色あせてもおらず、影のようなものでもない。それは実質に満ち、具体的で形象的である。それは感覚印象の実質よりも、はるかに強烈な現実性を有している。そして人が上記の方法で自分の知覚能力を拡張すると、新しい世界が彼の前に現れる。

この世界で知覚することを学ぶと、以下のことが明らかになる。それまでは感覚界でのみ知覚することが可能であったが、以前から知っていた自然法則は物質界でのみ有効であり、今足を踏み入れたこの世界の本質は、その法則が物質界の法則と異なるものであり、物質界とは逆である。この世界では地球の引力の法則は通用せず、その反対である。地球の中心から外に向かって働く力ではなく、逆に宇宙の周辺から地球の中心に向かう力が現れる。物質界の他の諸力についても同様である。

アントロポゾフィーは、修練によって獲得されたこの世界を観るための人間の能力を、イマジネーション認識力と呼ぶ。イマジネーションとは、「空想」という意味ではない。意識内容が思考の影ではなく、像《ビルト》によって満たされているからである。感覚知覚によって現実を直接体験しているると感じるように、イマジネーション認識という魂の活動においても同じように感じる。アントロポゾフィーは、この認識の対象となる世界をエーテル界と呼ぶ。これは現代物理学の仮説としてのエーテルではなく、実際に、霊的に観察されたものである。この名前は、古代の人々がこの世界を本能的に予感し、それに対して与えた名前に由来する。この古い予感は現代の明るい意識と比べると、もはや認識的には何の価値もないが、何かを表す場合には名前が必要なのである。

エーテル界においては、人間の物質体の他に、エーテル体が知覚される。

エーテル体はその本質から、植物界にも見出される。植物はエーテル体を有している。実際、物質法則は生命のない鉱物界においてのみ有効なのである。

地球の素材の中には、物質法則の内に留まらず、すべての物質法則を捨て去り、これとは逆の方向に働く法則性に従うことのできるものがある。植物界はこのような素材があることによってのみ、地上で存在することができる。物質法則は、地球から外に向かって放射するように働く。エーテル法則は、宇宙全体のあらゆる方向から地上に向かって押し寄せるように働く。植物の生成を理解するには、地上的・物質的なものと、宇宙的・エーテル的なものとの共同作用に眼差しを向ける必要がある。

人間のエーテル体に関しても同様である。エーテル体を通して人間の中で生じることは、物質体の力の規則的作用の継続の中にあるのではなく、物質素材がエーテル的なものの中に流れ込むことによって、まずその物質的諸力から解放されることにもとづいている。

エーテル体の中で働いている諸力は、人間の地上での生涯の最初に（もっとも顕著には胎生期に）、造形力および成長力として活動する。そして地上生活の過程の中で、この諸力の一部が造形および成長の活動から自由になり、思考力となるが、それは通常の意識にとっては影のような思考世界を作り出す諸力である。

人間の通常の思考力が、精妙化した造形力であり成長力であるということを知るのは極めて重要である。人間の有機体の造形と成長の中で顕れるのは、ある霊的なものである。この霊的なものが、その後の生涯において霊的な思考力として現れる。

この思考力は、エーテル的なものの中で活動している人間の造形力と成長力の一部にすぎない。その他の部分は、人間の生涯の発端に有していた役割に留まる。人間の造形と成長が進み、それがある程度終了した後も、人間はさらに発展し続けるので、有機体の中で活動し生きているエーテル的・霊的なものは、その後の生涯において思考力として現れることができるのである。

イマジネーション的、霊的な観照においては、この可塑性のある（彫塑的な）力は、一方ではエーテル的・霊的なものとして、他方では思考の魂的内容として現れる。

さて地球物質の素材がエーテル形成の中へ入って行く過程をたどっていくと、次のように述べねばならない。物質がこの形成の中へ入って行くと、いたるところである存在《ヴエーゼン》を受け入れるが、その存在によって物質は物質的な本性とは疎遠になる。この疎外化の中で物質はある世界に入り、その中で霊的なものが物質に近づき、物質をこの霊的なものの固有の存在に変化させる。

上述した、人間がエーテル的生命的な存在へと高まっていくということは、十九世紀半ばまで慣例であった、生命を持つ体を説明するために用いられた「生命力」という非科学的な主張とは本質的に異なるものである。ここで述べているのは、人間およびその他の生命のあるすべてのものに、物質体と同様に存在している本質を本当に観るということであり、霊的に知覚するということなのである。通常の思考を用いて不確かな方法であれこれ考えてみたり、また想像力を駆使して別世界を作り上げたりして、この観照を行うのではない。むしろ認識がまったく厳密な方法で拡張され、そしてこの認識の拡張が、拡張された世界の体験をもたらす。

この、より高次の知覚をもたらす修練を、さらに続けることができる。意識の中心に据えた思考内容に集中するために、ある高められた能力を用いたように、今度はこの高められた能力を、獲得されたイマジネーション（霊的・エーテル的な現実性のある像）を鎮めることに用いる。すると、完全な無の意識を獲得する。人は単に覚醒しているのであり、さしあたり内容のある覚醒ではない（詳細は上記の文献を参照のこと）。しかし内容を持たないこの覚醒は、そのまま留まりはしない。あらゆる物質的印象やエーテル的でイメージのある印象を消し去り無になった意識は、本当の霊界から流れ込んでくる内容によって満たされるが、それは物質的な感覚に、物質界からの印象が流れ込んでくるのと同じである。

イマジネーション認識によって人間の二番目の本性を知り、そして無の意識の中に霊的内容が満ちてくることによって三番目の本性を知ることになる。このようにして成立する認識を、アントロポゾフィーはインスピレーション認識と呼ぶ。（この表現を誤解しないでいただきたい。この表現は太古の、霊界を観る本能的な方法から借用されているが、それが何を意味するかは、ここで厳密に述べられている。）そしてインスピレーションによって参入できる世界を、アントロポゾフィーはアストラル界と呼んでいる。ここで叙述されているように、「エーテル界」について語る時は、それは宇宙の周辺から地球に向かう作用を意味している。しかし「アストラル界」について語る時は、インスピレーション意識によって観察できるように、宇宙の周辺からの作用から、特定の霊存在たちへと移行することになる。地上の物質が地球に由来する諸力の中に顕れるように、この霊存在たちは宇宙の周辺からの作用の中に顕れる。夜空を感覚によって眺め、星や星座について語るように、宇宙の遥か彼方から働きかける、具体的な霊存在たちについて語るのである。「アストラル界」という表現は、それに由来する。人間は三番目の本性をこのアストラル界の中に担っており、それはアストラル体である。

このアストラル体の中にも、地上の物質性が流れ込む必要がある。それによって、この物質性は物質的本性からさらに疎遠になる。人間は、植物界とエーテル体を共有しているように、動物界とアストラル体を共有している。

人間を動物界の上に持ち上げている本来の人間本性は、インスピレーションよりもさらに高次の認識方法によって認識される。アントロポゾフィーはそれをイントゥイションと呼ぶ。インスピレーションにおいては、霊的存在たちの世界が顕れる。イントゥイションにおいては、認識する人間とこの世界との関係がより近いものになる。人間は純粋に霊的なものを自分自身の内部で完全に意識化し、それによって霊的なものは身体性を通した体験とは何の関係もないということを、意識的な体験において直接経験する。このことを通して人間は、人間霊として他の霊的存在たちのもとで生きているという状況の中に身を置く。インスピレーションにおいては、宇宙の霊的存在たちが自らを顕す。そしてイントゥイションによって人間は、この霊的存在たちとともに生きる。

こうして人間の四番目の構成要素を認めることができるが、それが本来の「自我」である。地球の物質性が「自我」の営みと本性に適合することによって、いかに物質本性からさらに疎遠になるかということが、再び分かるであろう。この物質性がここで取る本性は「自我機構」であり、この本性は地球物質の形式として、その地上的・物質的なあり方からはさしあたりもっとも疎遠である。

このような方法で知り得る「アストラル体」と「自我」は、人間機構の中でエーテル体と同じようには物質体と結びついていない。インスピレーションとイントゥイションによって明らかになるように、睡眠中の「アストラル体」と「自我」は、肉体とエーテル体から離れており、そして覚醒状態においてのみ、人間本性の四つの構成要素は完全に浸透し合い、統一性のある人間が存在する。

睡眠中の人間の物質体とエーテル体は、物質界とエーテル界に留まっている。しかしその間、それらは植物の物質体とエーテル体と同じ状態ではない。人間の物質体とエーテル体の中には、アストラル体と自我本性の影響が残る。そしてこの影響がまったくなくなろうとする瞬間に、覚醒が生じなければならない。人間の物質体は決して単なる物質の作用に従わされてはならず、人間のエーテル体は決して単なるエーテルの作用に従わされてはならない。もしそうであれば、それらは崩壊するであろう。

さて、インスピレーションとイントゥイションによって、さらに他の事柄が明らかになる。物質の持つ物質性は、エーテル的なものの中での営みと生命に移行することによって、その本性がさらに発展を遂げる。そして生命は、有機体が地上的本性から解放され、地球外の宇宙によって構築されることに依っている。しかし、この構築は確かに生命をもたらすが、意識と自己意識はもたらさない。アストラル体は自らの機構を、物質的、エーテル的な機構の中で構築しなければならない。同様のことを、自我は自我機構のためにしなければならない。しかしこの構築においては、魂的生活の意識的な発展は生じない。そのためには、構築に対して解体が対峙する必要がある。アストラル体は自らの器官を作り上げ、そして感情の働きを魂的意識の中で発展させることによって、この器官を再び解体する。また自我は自らの「自我機構」を構築するが、自己意識の中で意志の働きが活動することによって、「自我機構」を再び解体する。

霊は人間本性の中で、構築する物質活動にもとづいて発展するのではなく、解体する物質活動において発展する。人間の中で霊が働くところでは、物質はその活動から退かなければならない。エーテル体内部における思考の発生は、エーテル本性の継続ではなく、その解体にもとづいている。意識的な思考は造形と成長の諸過程で生じるのではなく、絶えずエーテル的な現象に組み込まれている、崩壊、衰退、死の中で生じるのである。

意識的な思考においては、思考内容が体的な形態《ゲシュタルト》から解放され、魂的な形態として人間の体験となる。

このような人間認識の基盤の上で人間本性を観察すると、人間全体であれ、個々の器官であれ、それを見通すことができるのは、人間の中で肉体、エーテル体、アストラル体、そして自我が、どのように働いているかを知る時だけである、ということが分かるであろう。自我が際立って働いている器官もあれば、自我がわずかしか働かず、その反対に物質機構が優勢に働いている器官もある。

人間本性の高次の諸部分が人間の役に立つように、どのように地球の物質を用いるかということを知り、そして地球の物質が人間本性の高次の諸部分の活動領域に入ることにより、どのような変化を遂げるのか、ということを認識する時にのみ、健康な人間を洞察することができる。同様に、人間の高次の諸部分の働きが変調をきたした時に、有機体の全組織、またはある器官、もしくは器官群がどのような状態に陥るのか、ということを認識する時にのみ、病気の人間を理解できる。そして、地球の物質あるいは地球のプロセスと、エーテル的なもの、アストラル的なもの、そして自我との関係についての知識を発展させる時にのみ、治療薬について考えることができる。なぜなら、その時にのみ、地球の物質を人間の有機体の中に取り入れることによって、あるいは地球の働きによる治療を通して、人間本性のより高次の諸部分が妨げられることなく発展できるのであり、そしてまた地球の物質性が、霊的なものの地上での作用のための基盤となるために、取り込まれたものから必要な支援を受け取れるようになるからである。

人間は、体、エーテル体、魂（アストラル体）、そして自我（霊）から成り立っている時、人間である。健康な人間はこれらの構成要素から観察され、病気の人間はこれらの構成要素のバランスが崩れているところが知覚されなければならない。そして健康になるためには、この崩れたバランスを再び取り戻す治療薬を見つけ出さなければならない。

以上のような原則にもとづく医学的見方が、本書の示すところである。

第二章　なぜ人は病気になるのか

「人は病気になり得る」という事実について熟考する者が、単に自然科学的に考えようとすると、ある矛盾に陥る。彼はさしあたり、この矛盾は存在の本質そのものの中にあると仮定せざるを得ない。病気のプロセスで生じることは、表面的に考察すれば自然のプロセスである。健康な状態において、その代わりに起こることも、また自然のプロセスである。

自然のプロセスを知るには、まず人間以外の世界を観察し、それから外的な自然を観察するのとまったく同じように人間を観察するしかない。そのさい、人間を自然の一部として考え、そこで生じるプロセスが非常に複雑であるとしても、人間以外でも観察されるものであり、この外的な自然のプロセスと同じ種類のものである、と考えるのである。

しかしここで、この観点からは答えられない疑問が生じる。「健康なプロセスに逆行する自然のプロセスが、どのように人間の内部で発生するのか。（ここでは動物については考えない。）」健康な人間の有機体は自然の一部として理解できるように見えるが、病気の有機体はそのようには見えない。それゆえ病気の有機体はそれ自体から、自然ではない何かによって理解できるものに違いない。

人間の内の霊的なものは、その物質的基盤として、人間の外側にある自然の継続のように、ある複雑な自然のプロセスを有しているのだろう、と人は想像しがちである。しかし健康な人間の有機体に根ざしている自然のプロセスの継続が、霊的な体験をかつて呼び起こしたことがあるだろうか。事態はその逆である。自然のプロセスがそのまま継続すると、霊的体験は消える。睡眠中がそうであり、気を失ったときも同様である。

それに反して、ある器官が病気になると、いかに意識的な霊生活が研ぎすまされるかに注目してほしい。痛みや、あるいは少なくとも気分の悪さや、不快感が生じる。感情生活は普段とは違う内容になる。そして意志生活は妨げられる。健康な状態の時にはまったく自然に行える手足の動きが、痛みや不快感によって妨げられるので行うことができない。

苦痛を伴う手足の動きが、麻痺へと至るプロセスを観察してみよう。苦痛を伴う動きの中に、麻痺のはじまりがある。積極的に働く霊的なものが、有機体に介入する。これは、健康な状態においては、まず表象生活あるいは思考生活の中に顕れる。ある表象を活発に行うと、手足の動きがそれに続く。最終的には手足の動きをもたらす有機的なプロセスの中へ、表象とともに意識的に入って行くことはない。表象は無意識の中へ沈んで行く。健康な状態では、表象と動きの間にはただ単に魂的に作用する感情が現れる。この感情は体的な器官に、明確には寄りかかっていない。しかし病気の状態においては、寄りかかっている。感情は、健康な状態では物質有機体から解放されていると体験されるが、病気の体験においては物質有機体と結びつく。

それによって、健康な感情のプロセスと、病気の体験のプロセスの類似性が現れる。病気の有機体には強く結びつき、健康な有機体には結びついていない、何かが存在するはずである。これがアストラル体であることが、霊的な観照から明らかになる。アストラル体は、感覚的機構に現れる超感覚的機構である。アストラル体がある器官に緩やかに介入すると、魂的な体験がもたらされるが、この体験はそれ自体として存在しており、体と結びついているとは感じられない。あるいは、アストラル体がある器官に強く介入すると、病気の体験がもたらされる。有機体がアストラル体によって捕えられることが病気の一つの形である、と考えざるを得ない。その場合、霊的な人間は健康な状態の時よりも、深く体の中に沈めさせられる。

しかし思考も、物質的基盤を有機体の中に有する。健康な状態では、思考は感情よりももっと有機体から離れている。霊的な観照によって、アストラル体の他にさらに特別な自我機構が見出されるが、この自我機構は思考の中で魂的に自由に発露する。人間が自我機構とともに体的なものの中に強く入り込むと、自分の有機体についての観察が外界の観察に似てくる、という状態になる。人が外界の事物、もしくはプロセスを観察すると、人間の思考と観察されたものとの間に生き生きとした相互作用は存在せず、むしろ両者は互いに独立して存在するという事実がある。これは人間の手足であれば、麻痺した時にのみ現れる。すると手足は外界となる。自我機構は、健康な状態では運動時に手足と結びつき、そしてすぐにまた離れることができるが、もはやそのように緩やかに結びついてはいない。自我機構は持続的に手足の中に入り込み、もう手足から退くことができない。

ここで再び、手足の健康な動きのプロセスと麻痺との類似性が比較される。「健康な動きとははじまったばかりの麻痺であり、この麻痺は初期においてすぐに中止される」ということが明らかに見て取れる。

病気の本質は、アストラル体あるいは自我が物質有機体と強く結びついていることである、と認めざるを得ない。しかしこの結びつきは、健康な状態においては緩やかであるものが、ただ単に強まったものにすぎない。またアストラル体と自我機構の人体への正常な介入も、病気のプロセスに似たものであり、健康な生命プロセスに似たものではない。霊と魂が働きかけると、それらは体の通常の仕組みを解除する。霊と魂は体の仕組みを逆のものに変える。それとともに、有機体は霊と魂によって、病気がはじまろうとする過程へもたらされる。しかし通常の生活では、それが発生した直後に、有機体は自己治癒によって調整される。

霊的もしくは魂的なものが有機体に向かって極端に押し進むと、病気のある種の型が現れ、その結果、自己治癒がまったく、あるいは緩慢にしか生じることができない。

つまり病気の原因は、霊および魂の能力に求められるべきである。そして治療は、魂的なもの、もしくは霊的なものを、物質機構から引き離すことであるに違いない。

これが病気の一つの種類である。もう一つ、別の種類もある。自我機構とアストラル体が体的なものと緩やかに結びついていることが、通常の生活における、独立した感情、思考、意志の前提となっているが、これが妨げられていることがある。すると、霊と魂が近づくことのできない諸器官や諸経過において、健康なプロセスの継続が有機体にふさわしい程度を超えて生じる。この場合、物質有機体がただ単に外的な自然の、生命のないプロセスのみを遂行するのではないことが、霊的な観照によってわかる。物質有機体はエーテル有機体によって浸透されている。単なる物質有機体だけでは、自己治癒のプロセスを決して呼び起こすことはできないだろう。自己治癒のプロセスは、エーテル有機体の中でかきたてられる。したがって、健康とはエーテル有機体の中にその根源がある状態である、ということが認識される。それゆえ、治療とはエーテル有機体の手当てにあるはずである。*

＊　第二章の内容を第一章で述べられていることと比較すると、ここで問題になっていることがとりわけ明らかになるであろう。

第三章　生命の現れ

食材とともに摂取された物質の作用のあり方が、外的な自然から有機体の内部へただ単に継続すると考えるならば、人間の健康な有機体と病気の有機体を理解することはできない。人間の有機体の外側で、物質において観察できる作用の継続が重要なのではなく、その作用を克服することの方が重要なのである。

外界の物質がその物質固有の特性において、有機体の中で作用し続けるといった思い違いが生じるのは、通常の化学的な思考方法ではそのように見えるからである。この思考方法だと、検査の結果、たとえば、水素は外側の自然にあるのと同様に有機体の中に存在するだろう、と信じてしまう。なぜなら水素は栄養として取り入れられた飲食物の中に存在し、そして再び気体、汗、尿、便などの排泄物や、胆汁などの分泌物の中に見出せるからである。

有機体の中に入る前と出た後に、水素として現れるものは、有機体の中ではどうなっているのか、このような疑問を持つ必要性を現代人は感じていない。

人は、「水素として現れるものは、有機体の中で何をやり遂げるのか」と、問いはしない。

この問いが投げかけられると、睡眠時と覚醒時の有機体の相違に注意を向けることが、すぐに求められる。睡眠時の有機体においては、有機体の物質的な実体は、意識的な体験と自己意識的な体験を展開させていくための基盤を作らない。しかしそれは、生命を展開させる基盤を作る。この点において、睡眠中の有機体は死んだ有機体とは区別される。死んだ有機体における物質的な基盤は、もはや生命の基盤ではない。この相違を、死んだ有機体と生きた有機体における物質構成の違いと捉えるかぎり、理解は進展しないだろう。

約半世紀前に、優れた生理学者であったデュボア・レイモンは、物質の作用からは決して意識を説明することはできないだろう、と指摘した。彼は次のように述べている。炭素、酸素、窒素、水素のある特定の数の諸原子が、どのように並んでいるか、並んでいたか、これからどう並ぶかは、諸原子にとってはどうでも良いことではないということを人は決して理解せず、この原子の位置の変化によって、赤い色を見る、薔薇の香りを嗅ぐといった感覚が、なぜ人間の中で呼び起こされるのか、人はまったく理解しないだろう。そこからデュボア・レイモンは、自然科学的な思考方法では、覚醒し感覚によって満たされた人間を説明することはできず、説明できるのは睡眠中の人間だけであろう、と考えた。

彼はこの見解によって幻想に陥ってしまった。彼は、物質の作用のあり方からは意識現象は生じないが、生命現象は生じる、と信じた。実際には、デュボア・レイモンが意識現象について述べたように、生命現象についても、「ある特定の数の炭素、酸素、水素、窒素の諸原子が、どのように並んでいたか、並んでいるか、これからどう並ぶか、といった方法によって生命現象を引き起こそうと思いつくことがどうしてあり得るのか」と言わざるを得ない。

生命現象は生命のないものの中で起こっている現象とはまったく異なる方向性を持つ、ということは観察すればわかることである。生命のないものの中で起こる現象は、物質の本性から放射される力、（相対的な）中心点から周辺へ向かって放射される力によって、支配されていることを示している、と言えるだろう。生命現象は、物質が外から内に向かって作用する力、（相対的な）

中心点に向かって作用する力によって支配されていることを示している。物質が生命の中へ移行するさいには、物質は外へ向かって放射する力から逃れて、内に射し込んでくる力に従わねばならない。

さて、地球のどの物質とプロセスも、外へ向かって放射する力を地球から得ており、また地球と結びついている。物質が、化学がみなしている物質であるのは、地球体の一つの構成要素としてだけである。物質が生命になると、物質は単なる地球の一部分であることをやめなければならない。物質は、地球の共同体から抜け出す。物質は地球外の、宇宙から地球に向かって、あらゆる方向から射し込んでくる力の中に取り込まれる。ある物質、あるいはプロセスが、生命として発展するのを見るならば、地球の中心からそれらに働きかける力から逃れ、中心点ではなく、周辺を有する別の領域の中へ入る、と考える必要がある。

この力はあらゆる方向から、地球の中心を目指すように働きかける。この力の領域に地球外の天体の作用が干渉し、解体を修正しなければ、この力は地球領域の物質的なものを完全に形なきものに解体し、粉砕するに違いない。この問題は植物において観察できる。植物においては、地球の物質は地球作用の領域から取り出される。この物質は形のないものへと向かっていく。この形のないものへの移行は、太陽の作用や、宇宙空間からの類似の作用によって修正される。この作用のない時、あるいは異なった作用の場合、たとえば夜には、地球共同体に由来する諸力が物質の中で再び活動する。そして地球の諸力と宇宙の諸力の共同作用から植物存在が発生する。地球の影響下にある諸力の作用のもとで、物質が発展するものの領域全体を、「物質的なもの」として包括するのであれば、地球から放射するのではなく、地球に射し込んで来るまったく別の種類の力を、別の名前で表す必要があるだろう。すでに前章で一つの側面から示唆した、人間の機構のある部分を、ここで別の面から見出すことになる。私たちは人間の有機体のこの部分を「エーテル的なもの」と名づけたが、この名称の使い方は、近代物理学的な思考の影響下で混乱したものの、もっと古い時代の使い方とは一致している。植物においては、つまり生命のあるものとして現れるものにおいては、エーテル的なものが支配的である、と言わねばならないだろう。

人間も生きている存在であるかぎりは、彼の中にもエーテル的なものが支配している。しかし、単なる生命現象だけでも、植物とは重要な違いが現れる。エーテル的なものが宇宙空間からもはやその作用を発展させない時、たとえば太陽エーテルが作用しない夜間の場合、植物は物質的なものの意のままである。人間存在は死において初めて、体の中で物質的なものが支配するのを許す。睡眠中は意識と自己意識の諸現象は消え去るが、生命現象は宇宙空間の太陽エーテルが作用しなくても留まり続ける。植物は生きている間は絶えず、地球へ射し込むエーテル諸力を自らの内に受け入れる。しかし人間はすでに胎生期から、エーテル諸力を個体化されたものとして担っている。植物が宇宙からこのように受け取っているものを、人間は生きている間はずっと自分自身から取り出す。なぜなら、人間はそれを発展させ続けるために、すでに母体の中で受け取っているからである。本来宇宙的な起源を持ち、地球に射し込んで来る作用と定められている力が、肺や肝臓から作用する。この力は、自分の力の方向の変容を成し遂げたのである。

したがって、人間はエーテル的なものを個体化された方法で自らの内に担う、と言わねばならないだろう。個体化された物質体と器官の形態において、物質的なものを自ら担っているのと同様のことが、エーテル的なものについても言える。人間は、独自の物質体を持っているように、独自のエーテル体を持っている。睡眠中、このエーテル体は物質体と結びついたままであり、物質体に生命を与えている。そして、ただ死にさいしてのみ、エーテル体は物質体から離れる。

第四章　感受する有機体の本質

植物の形態《ゲシュタルト》と機構は、地球から外に放射する力の領域と、地球の中に射し込んで来る力の領域という、もっぱらこの二つの力の領域の成果であるが、動物と人間の形態と機構はそうではない。植物の葉は、この二つの力の領域の独占的な影響下にある。動物の肺もこれらの影響下にあるが、それだけではない。葉を形成する力はすべて、この二つの領域の中にある。肺を形成する力には、この領域外のものがある。これは、外側の形体《フォルム》を作り出す造形力についても言えるし、また素材の内的運動を調整し、ある種の方向性を与え、結合もしくは分離させる諸力についても当てはまる。

植物が受け入れる物質は、地球へ射し込んで来る力の領域に達するので、この物質が生きているか否かについて無関心ではいられない、と言える。これらは植物の内部で、周辺の諸力が働きかけない時は生命のないものであるが、周辺の諸力の影響下におかれると生命を得る。

しかし生きている素材としての植物素材にとっても、植物固有の活動に関して、その諸分肢がどのような位置にあったのか、現在どうであるか、また未来においてどうなるか、ということは重要ではない。植物の諸分肢は、外に放射し、そして内に放射する外部の諸力の活動に自分をゆだねる。動物の素材は、これらの諸力から独立している作用の中へ入って来る。この動物素材は有機体の内部で運動し、あるいは有機体全体として運動するが、これらの運動は外に放射し、内に放射する諸力にのみしたがっているのではない。それによって動物の造形は、地球から外に放射し、また地球に向かって放射する諸力の領域から独立して生じる。

植物の場合、上述したような諸力の展開によって、周囲から内へ射し込んで来る力の中に組み込まれている状態と、組み込まれていない状態との交替が起きる。これによって植物存在は二つの部分に分かれる。一方は生命を目指し、完全に周辺領域の中にあり、芽吹き、成長と開花を担う器官である。他方は生命なきものを目指し、外に放射する力の領域に留り、成長を硬化させ、生命を支えるもの等々のすべてを含んでいる。この両方の間で生命は燃え上がり、また消えていく。そして植物の死とは、外に放射する力の働きが、内に放射する力に対して、優勢になるということにすぎない。

　動物の場合、素材の一部が、この二つの力の領域からまったく引き離される。それによって、植物の場合とはさらに異なる組織構成が生じる。二つの力の領域に留まる器官形成と、それらから立ち上がってくる器官形成が生じる。その結果、この二つの器官形成の間で相互作用が生まれる。この相互作用の中に、動物素材が感受性の担い手であり得る原因がある。動物素材が植物素材と比べて、外観においても構成においても異なるのは、このことの一つの結果である。

　動物の有機体には、地球から外に放射する力の領域と、地球に向かって放射する力の領域から独立した、ある力の領域がある。それは物質的、エーテル的な力の領域以外の、アストラル的な力の領域であるが、これについては別の観点からすでに述べた。「アストラル」という表現につまずかないで欲しい。外に放射する力は地球の力であり、内に放射する力は、地球を取り巻く宇宙周辺の力である。「アストラル的な」力の中に、この二種類の力よりもさらに高次の何かが存在している。これが地球自体を初めて天体にし、「星、アストルム」にする。地球は、物質的諸力によって自らを宇宙から分離し、エーテル的諸力によって宇宙が自らに働きかけるようにし、「アストラル的」諸力によって宇宙の中で独立した個体となる。

動物の有機体内では、エーテル有機体や物質有機体と同様に、「アストラル的」なものはそれ自体が独立し、自己完結した組織である。それゆえ、この組織構成を「アストラル体」と呼ぶことができる。

物質体とエーテル体とアストラル体の間の相互関係を考察する時にのみ、動物機構を理解できる。なぜならこの三つの体すべては、動物機構の構成要素として、それぞれ独立して存在しているからである。またこの三つの体すべては、動物以外の、生命のない(鉱物的な)物体や、植物の生きた有機体において存在するものとは、異なっているからである。

動物の物質有機体は、生命のないものと呼ぶことができるが、しかし鉱物的・無生命的なものとは異なっている。動物の物質有機体は、まずエーテル有機体とアストラル有機体によって鉱物的なものから疎外され、その後再びエーテル諸力とアストラル諸力の後退によって、生命のないものに戻される。動物の物質有機体という構成体においては、鉱物的なものの中で、単なる地球領域の中で働いている諸力は、破壊的に作用せざるを得ない。動物の物質有機体は、エーテル的そしてアストラル的な諸力が、鉱物的なものの破壊的な介入に対して優勢である間だけ、動物の有機体全体の役に立つことが可能である。

動物のエーテル有機体は、生きているという点では植物のエーテル有機体と同じであるが、そのあり方は異なっている。その生命はアストラル的な諸力によって、自分自身にとっては異質な状態にもたらされている。それは、地球に向かって放射する力から引き離され、その後再びこの領域の中に置かれたのである。このエーテル有機体という構成体においては、単なる植物的諸力は、動物機構にとって鈍すぎる存在である。アストラル的な諸力が、動物のエーテル有機体の作用の仕方をより明るくすることによってのみ、動物のエーテル有機体は、有機体全体の役に立つことができる。エーテル有機体の働きが優勢になると眠りが訪れ、アストラル有機体が優勢になると目を覚ます。

睡眠と覚醒はどちらも、その活動がある一定の限界を超えてはならない。睡眠が限界を超えると、有機体全体において植物的なものが鉱物的なものに傾くだろう。すると、植物的なものが過剰に繁茂するという病的な状態が生じるであろう。また覚醒が限界を越えると、植物的なものが鉱物的なものから完全に疎外されるに違いない。そうすると、この鉱物的なものは有機体の中でそれに相応しい形体を取らず、有機体外の生命のない形体を取るであろう。鉱物的なものの過剰な繁茂は、病的な状態を生じさせるであろう。

物質有機体とエーテル有機体とアストラル有機体という三つの有機体のすべてに、物質素材は外から入り込んで来る。この三つの体は、それぞれの仕方で物質の特性を克服しなければならない。それによって器官構成の三体性が生じる。物質機構は諸器官を形成するが、これらの器官はエーテル機構とアストラル機構を通って行き、そして再び自分の領域に戻って来る途上にある。しかしながら、自分の領域に完全にたどり着くことはあり得ない。なぜなら、その結果は有機体の死を意味するからである。

エーテル有機体が作る諸器官は、アストラル機構を通って行ったものであるが、これらの器官は繰返しアストラル機構から逃れようとする。これらの器官はそれ自身の中に、睡眠の鈍さへと到る力を持っており、単なる植物的な生命を展開する傾向がある。

アストラル有機体が作る諸器官は、植物的な生命を疎外する。これらの器官は、植物的な生命がこれらを繰り返し捉える時にのみ存続できる。なぜならこれらの器官は、地球から外に放射する力とも、地球に向かって放射する力とも親和性を持っていないので、地球領域から捉えられていないと、地球領域からまったく抜け落ちてしまうからである。これらの器官の中で、動物的なものと植物的なものがリズミカルに相互作用する必要がある。そのためには、睡眠と覚醒が交替する状態が必要である。睡眠中は、アストラル的な諸力の諸器官も、植物的な生命の鈍さの中にいる。睡眠中それらは、エーテル的および物質的な領域に対して、何の作用も及ぼさない。それらは地球から外に放射し、また地球に向かって放射する諸力の領域に完全にゆだねられている。

第五章　植物、動物、人間

動物の造形《ゲシュタルトウング》はアストラル体の中で、外に向けては全体の形態《ゲシュタルト》として、内に向けては諸器官の造形として発生する。感受する動物素材は、この形を作っていくアストラル体の一つの成果である。この造形が最後まで行われると、動物的なものが生じる。

人間の場合、この造形は最後まで行われることはない。造形はその過程のある地点で留められ、抑制される。

植物の中には、地球に向かって射し込んで来る力によって変化させられる素材がある。これは生きている素材である。この素材は、生命のない素材と相互に作用し合っている。植物存在の中で、生命のない素材から絶え間なく生命のある素材が分離する、と考える必要がある。この生命のある素材の中で、植物の形態は地球に向かって射し込む力の成果として現れる。それは素材の流れを発生させる。生命のないものが生命のあるものに変容し、また生命のあるものが生命のないものに変容する。この流れの中で植物の諸器官が発生する。

植物の場合には生命のあるものが生命のないものから発生するように、動物の場合には感受する素材が、生命のある素材から発生する。そこには二重の素材の流れがある。生命はエーテル的なものの内部で形作られた生命に到るのではない。生命は流れの中で保たれ、造形はアストラル機構を通して、流れる生命の中に押し進んで行く。

人間の場合には、このプロセスも流れの中で保たれる。感受する素材は、それより上の機構の領域に引き込まれる。この機構を自我機構と名づけることができる。感受する素材はもう一度変容する。ここで、三重の素材の流れが発生する。この流れの中で、人間の内側と外側の形態が生じる。それによって、この形態は自己意識的な霊生活の担い手となる。人間の形態はその素材の最少部分に到るまで、この自我機構の一つの成果である。

さらにこの造形を、素材の側から追うことができる。素材がある段階から別の段階へと変容していく過程で、素材は下の段階から上の段階に分離されたものとして現れ、そして分離された素材から形態が作られる。植物の場合は、生命のない素材から生命のある素材が分離される。この分離された素材の中で、地球に向かって射し込む力、つまりエーテル力は、形を作る力として働く。最初は本来の分離は行われず、物質素材はエーテル諸力によって完全に変容させられる。しかしこれは種子形成の場合にのみ当てはまる。種子形成においては、種子はそれを包んでいる母体機構によって物質諸力の影響から守られているので、この完全な変容が可能なのである。種子形成が母体機構から離れて自由になると、植物の力の作用は、一方では素材形成がエーテル的なものの領域に向かうものと、他方では素材形成が再び物質的な形成に向かうものとに分かれる。植物存在の、生命に向かう途上にある部分と、死滅に向かう部分が発生する。この死滅に向かう部分は、植物有機体の排出部分として現れる。木の樹皮形成において、この排出のとりわけ顕著な例が観察できる。

動物の場合には、二重の分離と二重の排出が行われている。最終段階まで到らずに流動的に保たれている植物の分離に、生きている素材が感受する素材に変容することが付け加わる。この感受する素材は、ただ単に生きているだけの素材から分離する。一方では感受する存在に向かう素材があり、他方では感受する存在から離れて単なる生命に向かう素材がある。

しかし有機体の中では、すべての構成要素が相互に作用し合う。それゆえ生命のないものに向かって行く排出が、植物の場合には、外部にある生命のないものに、鉱物的なものに、極めて接近して行くとしても、この鉱物的なものからはまだ遠く離れている。植物の樹皮形成において素材形成として現れるものは、鉱物的なものに向かう途上にあり、それが鉱物的になればなるほど植物からはがれていくが、動物ではそれは消化の排泄物として現れる。これは植物の分離よりも、もっと鉱物的なものから離れている。

人間の場合は、感受する素材から、後に自己意識的な霊の担い手となるものが分離される。しかし単なる感受能力をめざす素材が発生することによって、絶えず排出も行われている。動物的なものは、人間の有機体内で継続的に排出として存在する。

動物の有機体の覚醒状態においては、分離と分離されたものの造形、そして感受する素材の分離も、アストラル的な作用の影響下にある。人間の場合には、自我有機体の活動がそれに加わる。睡眠中は、アストラル有機体と自我有機体は直接的には活動していない。しかし素材はこれらの活動に捉えられており、あたかも慣性によるかのように、この活動を継続する。ある素材が一度、アストラル機構と自我機構が行うような方法で内的に完全に形成されると、その素材はその後、睡眠状態の間も、この二つの機構の意図の中でいわば慣性能力として働き続ける。

したがって眠っている人間の場合、有機体が単に植物的な活動をしているとは言えない。アストラル機構と自我機構は、それらによって形成された素材の中で、眠っている状態においても働き続ける。睡眠と覚醒の違いは、人間的・動物的な活動と、植物的・物質的な活動が、交替して起こるということではない。事実はまったく異なる。感受する素材と自己意識的な霊を担える素材は、覚醒中に有機体全体から取り出され、アストラル体と自我機構のために働く。その場合、物質有機体とエーテル有機体は、地球から外に放射する力と、地球に向かって射し込む力だけが、それらの中で作用するようにしなければならない。この作用の仕方においては、物質有機体とエーテル有機体は、ただ外側からアストラル体と自我機構によって捉えられている。しかし睡眠中この両者は、アストラル体と自我機構の影響下に発生した素材によって、内側から捉えられる。眠っている人間に対して、宇宙からは、地球から放射する諸力と地球に射し込む諸力のみが作用するのに対して、内側からは、アストラル体と自我機構によって作り出された素材の諸力が働きかけている。

もしも感受する素材をアストラル体の残りと呼び、自我機構の影響下に発生した素材を自我機構の残りと呼ぶなら、次のように言うことができる。覚醒している人間の有機体の中では、アストラル体と自我機構自体が働いており、睡眠中の人間の有機体の中では、この両者の残りの素材が働いている。

人間は覚醒時、アストラル体と自我機構によって、人間を外界と結びつける行為の中で生きている。睡眠中は、人間の物質有機体とエーテル有機体は、アストラル機構と自我機構の残りが素材になったものによって生きている。したがって、酸素のように、睡眠中も覚醒中も呼吸によって吸収される素材は、この両者の状態に応じて、その効果が区別されなければならない。外から吸収された酸素はその性質によって、眠気を誘うように働き、目覚めさせるようには働かない。酸素の吸収が増大すると、異常な仕方で眠り込む。アストラル体は、覚醒している間は絶えず、酸素吸収による眠気を誘う働きと闘っている。アストラル体が物質体に対する働きかけを停止すると、酸素がその性質を発揮し、人を眠り込ませる。

第六章　血液と神経

人間の個々の有機体が、総体としての有機体とどのように関わりながら活動しているかは、血液形成と神経形成において特別印象的に見ることができる。摂取された栄養素がさらに形成される中で血液形成が行われている間、すべての血液形成プロセスは自我機構の影響下にある。自我機構は、舌や口蓋における意識的な知覚を伴うプロセスから、ペプシンや膵臓や胆汁の働き等々の無意識的、あるいは意識下のプロセスに至るまで働きかける。その後、自我機構の作用は後退し、栄養素が血液素材へとさらに変化するさいに、主に働いているのはアストラル体である。これは血液が呼吸プロセスにおいて、空気と、すなわち酸素と接するまで継続する。この場所では、エーテル体が主に活動している。息が吐き出される時の炭酸は、それが体を離れる以前には、主としてただ単に生きている素材であり、知覚もせず、死んでもいない素材である。（エーテル体の活動を自分の中に担っているものは、すべて生きている。）生きている炭酸の大部分は有機体から離れて行くが、ごく一部はさらに有機体の中であるプロセスの中に入り、働きかける。このプロセスは頭部機構の中に、その中心点がある。炭酸のこの部分は、完全に生命のないものになることはないが、生命のないものへと、無機的なものへと移行する傾向を強く持っている。

神経系においては逆である。消化器官にくまなく行き渡っている交感神経においては、主としてエーテル体が支配的である。ここで問題になっている神経諸器官は、それ自体としては、主としてただ生きているだけの器官である。アストラル機構と自我機構は、これらの神経器官に対して内側から組織するようには働きかけておらず、外側から作用する。それゆえ、これらの神経器官へ働きかけている自我機構とアストラル機構の影響はより強力である。激情や熱情は、交感神経に持続的で重大な作用を及ぼす。悲しみや心配事は、この神経系を徐々に崩壊させる。

脊髄神経系とそれに付随する分枝した神経のすべてには、主としてアストラル機構が介入する。したがってこの神経系は、人間の中での魂的なものや反射プロセスの担い手であるが、しかし自我の中で、自己意識的な霊の中で生じることの担い手ではない。

　本来の脳の神経は、自我機構の支配下にある。ここではエーテル機構とアストラル機構の活動は後退している。

　以上のことから、有機体全体の中で三つの領域が生じることがわかる。下部領域においては、内側から主にエーテル有機体によって浸透された神経が、主に自我機構の活動の下にある血液素材とともに働いている。この領域の中に、胎生期とそれ以降の成長期において、人間の有機体に内側から生命を与えることと関係する、すべての器官形成の原点がある。胎生期には、まだ非力なこの領域は、それを包み込んでいる母親の有機体によって、生命を与え形作る作用の影響を受けている。次に中部領域が考察の対象となる。アストラル機構の影響を受けている神経器官の中では、血液プロセスが協働している。この血液プロセスも、アストラル機構と、その上方部ではエーテル機構に、依存している。人間の形成期の間、外的かつ内的な運動性を仲介する諸器官の発生の原点が、ここにある。この諸器官というのは、たとえば筋肉全体であり、また本来の意味での筋肉ではないが、運動性を引き起こす器官のすべてである。上部領域においては、内側から組織化する自我の下にある神経が血液プロセスとともに働いているが、この血液プロセスは生命のないものへと、鉱物的なものへと移行しようとする強い傾向を持つ。人間の形成期に、骨形成と人体の支持器官として役立っているその他すべてのものの原点がここにある。

人間の脳には骨形成の傾向があり、それは発生段階のもっとも初期に中断されるが、これを理解する時にのみ、人間の脳を理解するだろう。そして骨形成を理解できるのは、骨形成の中で最終段階にまで達した《脳―衝動作用》を認識する時だけである。この《脳―衝動作用》は、中部有機体の衝動によって外側から浸透されており、この中部有機体はアストラル的に制約された神経器官が、エーテル的に制約された血液素材と協働している場所である。骨を燃やすと、骨灰はその固有の形態《ゲシュタルトウング》とともに後に残るが、この灰の中に人間機構のもっとも上位の領域の成果がある。骨を希塩酸によって処理した時、後に残る軟骨素材の中には、中部領域の衝動の成果が見られる。

骨格は自我機構の物質的な像である。生命のない鉱物的なものへと突き進んで行く人間の有機的な素材は、骨が発生する時には完全に自我機構の影響下にある。脳の中で、自我は霊的本性として活動している。しかしそこでは、自我の形体を形成し、物質の中に入り込んで作用する力は、エーテル的な組織化作用や、さらに物質固有の力に打ち負かされる。自我の組織化する力はわずかに脳の基盤となっているだけであり、この力は生命のあるものや、物質固有の作用の中で消滅する。まさにこれが、脳が霊的な自我作用の担い手であることの理由である。つまり有機的物質的な活動が自我機構によって占領されず、それゆえ自我機構がまったく自由に、自我機構として活動できるからである。これに対して、骨格は確かに自我機構の完璧な物質像であるが、自我機構は物質的な組織化の中で力を使い果たし、その結果、霊的活動としては何も残っていないのである。それゆえ、骨の中のプロセスはもっとも無意識的なプロセスである。

呼吸プロセスによって外に吐き出される炭酸は、有機体の内部ではまだ生きている素材であり、それは中部神経系に根ざしているアストラル活動に捉えられ、そして外へ排出される。新陳代謝とともに頭部に向かう炭酸の一部は、そこでカルシウムと結びつくことによって、自我機構の作用の中に入り込む傾向を与えられる。それによって炭酸カルシウムは、自我機構を通して内側から衝動を与えられている頭部神経の影響下で、骨形成への行程へと促される。

栄養素から生じる物質であるミオシンとミオゲンは血中で沈殿する傾向があり、これらは最初アストラル的に制約された素材であり、この素材は内側からエーテル体によって組織されている交感神経と相互に作用し合っている。しかしこの二つの蛋白質は、アストラル体の影響下にある中部神経系の作用も部分的に受けている。それによってこの二つは、蛋白質の分解産物、脂肪、糖、また糖に類似した素材と親和性を持つようになる。そしてこの二つは、中部神経系の影響の下に、筋肉形成への行程へと進む能力を得る。

第七章　治癒作用の本質

総体としての人間の機構は、密接に関連し合うプロセスの、一つの自己完結したシステムではない。もしそうであれば、それは魂的なものと霊的なものの担い手ではあり得ないだろう。魂的霊的なものが人間の有機体を基盤にすることができるのは、神経素材と骨素材の中で、またこれらの素材が組み入れられている諸経過の中で、人間の有機体が絶え間なく崩壊、または生命のない鉱物的な活動の行程へと進むことによってのみなのである。

蛋白質素材は神経組織の中で崩壊する。蛋白質素材は、卵細胞や他の形成物の中では、地球に向かって射し込んで来る作用の領域に到達することによって再構築されるが、神経組織の中では単に崩壊する。それによって、外界の諸物や諸経過から感覚を通して射し込んでくるエーテル作用と、運動器官が使われることによって生じるエーテル作用は、神経を器官として利用し、それに沿って全身に行き渡ることができる。

神経の中には二種類のプロセスがあり、それは蛋白質素材の崩壊プロセスと、エーテル素材がこの崩壊した素材を通って流れていくプロセスである。エーテル素材は、酸、塩、燐的なもの、硫黄的なものによって、この流れへと焚きつけられる。この両方のプロセスの均衡を保っているのは、脂肪と水である。

その本質から見て、これらのプロセスは、絶えず有機体に潜入している病気のプロセスである。これらのプロセスは、同じように絶えず作用し続ける治癒のプロセスによって、バランスが取られなければならない。

このバランスは、血液が成長と代謝プロセスを成立させる諸過程を有しているだけでなく、病気を引き起こす神経プロセスに対して立ち向かい、絶えず治癒する作用を持つことによってもたらされる。

血液の血漿素材と繊維素の中に、狭い意味で、成長と代謝に役立つ諸力がある。赤血球の検査で鉄分として現れるものの中に、治癒する血液作用の源がある。したがって、鉄は胃液の中にも、また酸化鉄として乳糜《にゅうび》の中にも現れる。このように、いたるところで、神経プロセスとバランスを取るプロセスのための源が形成される。

血液を調べると、鉄は人間の有機体内で結晶化する能力への傾向を持つ唯一の金属として現れる。この傾向によって鉄は、外的・物質的・鉱物的な自然力としての力を発揮する。この力は人間の有機体内で、外的・物質的な自然に則って方向づけられた力のシステムを形成する。しかしこのシステムは、絶えず自我機構によって克服される。

二つの力のシステムがある。一つは、神経プロセスの中にその源があり、もう一つは血液形成の中に源がある。神経プロセスの中で病気を引き起こすプロセスが生じるが、このプロセスは、それに対抗して作用する血液プロセスによって絶えず治癒され得る段階まで進む。神経プロセスとは、アストラル体によって神経素材に、そしてそれによって有機体全体の中で、引き起こされるプロセスである。血液プロセスとは、人間の有機体のなかで自我機構が、有機体内で継続されている物質的な外部の自然に対峙し、そしてそれに自我機構の造形の中に入ることを強いるプロセスである。

この両方の相互関係において、病気と治癒のプロセスを直接的に理解できる。神経プロセスによる刺激の中に通常のレベルで存在しているプロセスが、有機体の中で強められると、それは病気である。有機体内で外的な自然作用の強化として現れるプロセスを、これらのプロセスに対抗させることができれば、そして自我有機体がこの外的な自然作用を統御し、それらに対置するように方向づけられたプロセスに対して、均衡を取りつつ作用するならば、治癒作用を引き起こすことができる。

乳にはわずかな鉄分しかない。乳は、病気を引き起こす作用がもっとも少ない素材である。血液は病気を引き起こすあらゆるものを、絶えず甘受しなければならない。それゆえ血液は組織化された鉄分、つまり自我機構の中に取り入れられた鉄《ヘム》を、絶えず作用し続ける治療薬として必要とする。

内部機構の中で現れる病状に働きかけるべき治療薬と、外側から引き起こされているが有機体の中で進行する病状に働きかける治療薬の場合には、まず次のことが重要である。それは、アストラル機構の正常な働きは、神経機構を通して蛋白質を崩壊に導くが、有機体のどこかの場所において、アストラル機構がこれと同じ意味で、どの程度働いているかを認識することである。下腹部に停滞があると仮定してみる。そこで生じる苦痛の中に、アストラル体の過剰な活動が見て取れる。その場合には、上述した事態が腸有機体で生じているのである。

さらに、この強まったアストラル作用をどうすれば調整できるのか、という重要な問題がある。それは血液の中にある素材を送り込むことで可能になるが、その素材とは腸機構の中で活動している自我機構のある部分によって捉えられる素材である。それはカリウムとナトリウムである。これらを何らかの調整剤《プレパラート》、もしくは、たとえばルリハコベ〔Anagallis arvensis〕のような植物機構の中に入れて有機体に投与すると、アストラル体から過度の神経作用を取り去り、そしてアストラル体の過剰な働きから、上述の素材の、自我機構に捉えられた作用への、血液からの作用への移行が生じる。

鉱物素材を使用する場合は、添加物を入れることによって、あるいはもっと良いのはカリウムまたはナトリウムが調整剤の中で硫黄と結合することによって、これらの金属が正しく血流の中へもたらされ、それによって蛋白質の変容が崩壊から免れるように配慮する必要がある。つまり硫黄は蛋白質の崩壊を阻止することに貢献する特性を持っており、硫黄はある意味で、蛋白質素材の中の組織力をまとめているのである。硫黄がカリウムまたはナトリウムと結合したまま血流の中に入ると、その作用はカリウムまたはナトリウムが特定の器官に対して特に引きつけられるところに現れる。それが腸器官である。

第八章　人間の有機体内の諸活動、糖尿病

人間の有機体は全身を貫いて諸活動を展開するが、それらの活動は有機体自身の中でのみ衝動を持つことができる。人間が外から取り入れるものは、自分の活動を展開するための単なるきっかけにすぎないものか、もしくは人体に入り込むや否や異質の活動が体の内部の活動と変わりなく体内で働かざるを得ないものかの、どちらかである。

人間に必要な栄養には、たとえば炭水化物が含まれる。炭水化物の一部は澱粉に似たものである。炭水化物自体は、植物の中で活動を展開する素材である。炭水化物は、植物の中で達成することができる状態で、人体に入ってくる。この状態では、澱粉は異物である。体内に入って来た

状態の澱粉はある活動を展開できるが、この方向に沿った活動を人間の有機体は展開しない。たとえば、人間の肝臓内で澱粉に似た物質として発展していくもの（グリコーゲン）は、植物の澱粉とは少し異なる。それに対して、ブドウ糖は人間の有機体そのものの活動と同じ仕方で活動を引き起こす素材である。そのため澱粉は人間の有機体内で、澱粉のままで留まることはできない。澱粉が体内で役立つ作用を展開すべきであるならば、それは変化させられねばならない。そして澱粉は、口腔内でプチアリンと混ざることによって糖に変化する。

蛋白質と脂肪は、プチアリンによっては変化しない。これらは、まず異質な素材として胃の中に入ってくる。胃の中で蛋白質は、胃から分泌されるペプシンによって変化させられ、それによってペプトンに至るまでの分解産物が生じる。これらは、その活動衝動が人体の活動衝動と一致する素材である。それに対して、脂肪は胃の中でも変化しない。脂肪は膵臓の分泌物によって初めて変化させられ、それによって、死んだ有機体からグリセリンと脂肪酸として生じる素材が発生する。

しかしながら、澱粉の糖への変化は消化プロセス全体を通して起きる。澱粉がまだプチアリンによって変換されていなければ、澱粉は胃液によっても変換される。

澱粉の変換がプチアリンによって行われる時、このプロセスは人間の中の、第二章で自我機構と称されたものの領域で起こることとの境にある。この領域で、外から摂取されたものが最初に変換される。ブドウ糖は、自我機構の領域内で働くことのできる素材である。ブドウ糖は自我機構の中にある、甘さの味覚に相応する。

胃液によって澱粉から糖が生じると、それは、自我機構が消化系の領域に入り込むことを意味する。意識にとってはそこに甘味の感覚はないが、しかし《甘味》が感じられる間は、意識の中で、つまり自我機構の領域内で起こることが、人体の無意識の領域に入り込み、そしてそこで自我機構が活動をはじめる。

私たちにとっては、無意識の領域内で、今度は、第二章で詳述した意味でのアストラル体と関わることになる。胃の中で澱粉が糖に変化させられる時、そこで活動しているのはアストラル体である。

人間の自我機構が何物にもかき消されず、あるいは妨害されず、それによって自我機構が完全に展開できる時にのみ、自我機構の中で働いているものを通して、人間は意識することができる。プチアリンが作用する領域内が、そのケースである。ペプシンが作用する領域内では、アストラル体が自我機構を凌駕する。自我活動はアストラル体の活動の下に潜って行く。このように物質の領域では、糖の存在するところで自我機構を見出すことができる。糖の存在するところには自我機構がある。つまり糖が発生するところでは、人間以下の（植物的、動物的な）身体性を人間的なものへと方向づけるために、自我機構が現れる。

さて糖尿病の場合、糖は排泄物として現れる。この場合、自我機構が人間の有機体に破壊的に作用するような形で現れる。自我機構が働く他のどの領域を見ても、自我機構がアストラル機構の中へ潜って行くのがわかる。直接摂取された糖は自我機構の中にある。そこで糖は甘さの味覚を引き起こすものになる。摂取されてプチアリンか胃液によって糖に変化させられた澱粉が示していることは、口腔内あるいは胃の中で、アストラル体が自我機構と協働し、そして前者が後者を凌駕するということである。

しかし糖は血中にも存在する。糖を含んだ血液が全身を循環することによって、血液は自我機構を体全体に運ぶ。とはいえ、いたるところで自我機構は人間の有機体の作用によって、そのバランスが保たれている。第二章で示されたように、自我機構とアストラル体の他にも、人間の本性の中にはエーテル体と物質体がある。これらもまた、自我機構を受け入れ、自分の中に留めておく。この状態が続く限り、糖は尿中には現れない。どのように自我機構が、糖を担いながら生きて行くかについては、有機体内の糖と結びついたプロセスにおいて明らかになる。

健康な人間の場合、尿中に糖が現れるのは、糖が糖として過剰に摂取される時か、もしくはアルコールが変換産物という過程を経ずに直接体のプロセスの中へ入り込み、過剰に摂取される時である。この両方のケースでは、糖プロセスは独立したものとして、人間の中のそれ以外の諸経過の傍らに現れる。

自我機構がアストラル領域とエーテル領域に潜る時に弱められ、糖素材に対する働きかけがもはや無効である、ということが糖尿病の事実である。そうなると、自我機構によってなされるべき糖への働きかけが、アストラル領域とエーテル領域によって行われる。

身体活動に介入する作用から自我機構を引き離すことはすべて、糖尿病を促進する。何度も繰り返される興奮状態、知的過労、自我機構が有機体全体に正常に組み込まれることを阻止する遺伝的負荷が、これにあたる。同時にこれらすべては、頭部機構で次のようなプロセスが行われることと関連している。それは、本来、霊的魂的活動と平行しているべきプロセスが、霊的魂的活動が速すぎるか遅すぎるかするために、この平行性から脱落することである。思考する人間の傍らで、神経系がいわば独立して考えている。それは、神経系が睡眠中でのみ行うべき活動である。糖尿病患者の場合、有機体の深部で、ある種の睡眠が覚醒状態と平行している。それゆえ、糖尿病のプロセスにおいては、神経素材の退化が起こる。これは、自我機構の介入が不充分であることの結果である。

糖尿病患者におけるもう一つの随伴現象は、癤《せつ》ができることである。癤の形成は、エーテル活動領域における過剰性によって起こる。自我機構が働くべきところで、それが機能していない。アストラル活動はこのような場所では、自我機構と一致している時だけ力を持つので、アストラル活動は展開できない。エーテル作用が過剰になり、癤が形成されるのは、その結果である。

これらすべてのことから、糖尿病患者の自我機構を強めることができる時にのみ、糖尿病の治癒プロセスを導入できることがわかる。

第九章　人体における蛋白質の役割とアルブミン尿

蛋白質は生体の素材であるが、この素材は生体の形成力によってもっとも多種多様な仕方で変容させられるため、変容させられた蛋白質素材から生じるものは器官と有機体全体の諸形体の中に現れる。蛋白質は、このような方法で用いられるために、有機体の中で要求された形体に応じるように要請されるとすぐに、蛋白質の物質部分の本性から生じるどの形体も手放す能力を持たなければならない。

このことから、水素、酸素、窒素、炭素の本性とそれらの相互関係からもたらされる諸力が、蛋白質の中で自ら崩壊することがわかる。無機的な物質結合は止み、有機的な形成力が蛋白質崩壊の中で働きはじめる。

これらの形成力はエーテル体と結びついている。蛋白質は常に、エーテル体の活動の中に取り込まれるか、エーテル体から外れるかのどちらかである。属していた有機体から取り出された蛋白質は、水素、酸素、窒素、炭素の無機的な諸力に従う一つの合成素材となる傾向を自分の中に受容する。生きている有機体の構成要素として留まる蛋白質は、自らこの傾向を排除し、エーテル体の形成力に適合する。

人間は食物によって蛋白質を摂取する。外から取り込まれた蛋白質は、胃の中のペプシンによって、まず可溶性の蛋白質素材であるペプトンにまで変化させられる。この変化は膵液によって継続される。

摂取された蛋白質は、それが食物として摂取される時、最初は人間の有機体にとって異物である。この蛋白質は、それが取り出された生物のエーテルプロセスの残効を留めている。これらの残効は、蛋白質素材から完全に取り去られる必要がある。蛋白質は人間の有機体のエーテル作用の中に取り込まれなければならない。

それゆえ、人間の消化プロセスには二種類の蛋白質が関わっている。このプロセスの最初では、蛋白質は人間の有機体にとって何か異質のものである。プロセスの最後では、蛋白質は有機体にとって固有のものである。この中間には、摂取された食物蛋白質が以前のエーテル作用をまだ完全には排除しておらず、新しい作用を完全には受け入れていない状態がある。ここでは蛋白質はほぼ完全に無機的になっている。そして蛋白質は、ここではもっぱら人間の物質体の影響下にある。この物質体は、その形体においては人間の自我機構の成果であり、自らの内に無機的な作用力を持っている。そのため物質体は生きているものに対して、死に到らせるように作用する。自我機構の領域内に入ってくるものは、すべて死滅する。それゆえ自我機構は物質体の中に、純粋に無機的な素材を組み入れる。これらの素材は人間の物質有機体の中では、人間の外側にある生命のない自然の中でのようには働かないが、まさしく無機的に、つまり死に到るように作用する。消化領域において膵液の成分であるトリプシンが働くところで、この死に到らせる作用は蛋白質に対してその力を発揮する。

トリプシンの作用の仕方の中に無機的なものが働いていることは、この素材がアルカリ性のものの助けを借りて活動を展開することからも見て取れる。

膵液のトリプシンと出会うまでは、蛋白質―栄養は異質なやり方で、つまりそれが取り出された有機体のやり方で生きている。トリプシンと出会うと、蛋白質は生命を失う。人間の有機体の中で、蛋白質は一瞬の間だけ生命を失うと言って良いだろう。そこでは、蛋白質は自我機構にしたがって物質体に取り込まれる。この時自我機構は、蛋白質素材から生じたものを、人間のエーテル体の領域に移行させる力を持つ必要がある。これによって、栄養―蛋白質は人間の有機体のための形成材料となる。それまで蛋白質にまといついていた異質なエーテル作用は、人間から離れていく。

そこで、栄養―蛋白質を健全に消化するために必要不可欠なのは、人間の有機体に必須の蛋白質すべてが、人間のエーテル体の領域に移行できるほど、強い自我機構を持つことである。そうでなければ、エーテル体の過剰な活動が発生する。このエーテル体は、自我機構によって準備された蛋白質素材を、自分の活動のためには充分に得ていない。その結果として、自我機構によって摂取された蛋白質の生命化に向けられた活動が、まだ異質なエーテル作用を含んでいる蛋白質を占領する。人間は自分のエーテル体の中に、本来は属していない作用をある量受け取る。これらの作用は変則的な方法で排泄されなければならない。そうして、病的な排泄が発生する。

この病的な排泄はアルブミン尿として現れる。そこでは、エーテル体の領域に受容されるべき蛋白質が排泄される。それは、自我機構が弱いために、ほとんど生命がないという状態を通過できなかった蛋白質である。

さて、人間の中で排泄を引き起こす力は、アストラル体の領域と結びついている。アルブミン尿の場合には、アストラル体が自分では志向していない活動を行うことを余儀なくされていることによって、人間の有機体内の、アストラル体の活動が展開すべき場所で、活動が弱まっている。その場所とは腎上皮である。腎上皮のために用いることが決まっているアストラル体の活動が別の方向に向かうと、症状としては、腎上皮の障害が現れる。

この関連から、アルブミン尿の治療をどこからはじめるべきかが見て取れる。それは、膵臓の弱すぎる自我機構の力を強めることである。

第十章　人間の有機体における脂肪の役割と見せかけの局所症候群

脂肪は、外部から摂取される時に、異物であることがもっとも少ない有機体の素材である。脂肪は、栄養が摂取される時に携えてくる様態から、人間の有機体の様態へと、もっとも容易く移行する。たとえばバターの中に含まれている八〇％の脂肪は、プチアリンとペプシンの領域を無変化で通過し、そして膵液によってのみ変化させられ、グリセリンと脂肪酸に変わる。

脂肪のこの行動は、ある異質な有機体の本性から（つまりそのエーテル諸力等から）、できる限りわずかなものしか人間の有機体の中へ持ち込まないことによってのみ可能である。人間の有機体は、脂肪を簡単に自分自身の働きに同化させることができる。

これは、脂肪が内部の熱を産み出すさいに、特別な役割を果たすことに起因する。そもそも自我機構は、物質有機体内では主として熱の中で生きている。人体内に見出されるどの素材も、自我機構にとっては、その作用において熱の展開が生じるものだけが問題となる。脂肪は、ただ単に体を満たし、体によって運ばれ、そして熱が発生するプロセスによってのみ、活動する機構にとって意味がある素材であることが、その行動全体から明らかである。たとえば、食物としてある動物の有機体から取られた脂肪は、動物有機体から熱を発生させる能力だけを運び入れる。ただしこの熱の発生は、代謝の最終プロセスのうちの一つである。したがって、栄養として摂取された脂肪は、代謝の最初と中間のプロセスを無変化で通過し、そしてようやく体の内部の活動領域において、膵液によって初めて取り込まれる。

人間の乳の中に脂肪が現れる時は、それは有機体のある非常に注目すべき活動を示している。体はこの脂肪を自分の中では使い切らず、ある分泌液の中へ送り込む。するとそれによって、自我機構もまたこの脂肪の中へ移って行く。母乳の可塑的な力はこれにもとづいている。これによって、母親は自身の自我機構の可塑的な力を子どもに伝え、そしてすでに遺伝を通して伝えられている造形力に、さらに何かを付け加える。

人間の可塑的な力が体内にある脂肪の蓄えを熱の発生において使い尽くす時、それは健康な過程である。脂肪が自我機構によって熱プロセスの中で消費されず、使われないまま有機体の中に運ばれる時は、それは不健康な過程である。このような脂肪は、有機体のあちこちで熱を発生させる可能性を過剰に作り出す。それは、有機体のあちこちで他の生命プロセスを惑わすように介入する熱であり、また自我機構により把握されない熱である。そこでは、いわば寄生的な熱の火元が発生する。これらの熱の火元は、炎症状態への傾向を自らの内に持っている。このような熱の火元が発生するのは、体が過剰な脂肪を、つまり自我機構が自らの生命のために内的熱として必要とするよりも多い脂肪を、発生させやすいからである。

健康な有機体では、動物的な（アストラル的な）諸力が、自我機構によって熱プロセスの中へ運ばれることが可能な量の脂肪と、それに加えて筋肉と骨のメカニズムの秩序を保つために必要な量の脂肪を、生産したり取り入れたりする。この場合には、体にとって必要な熱が生みだされるだろう。動物的な諸力が自我機構にわずかしか脂肪をもたらさないと、自我機構には熱が不足する。すると自我機構は自分に必要な熱を、諸器官の活動から取り上げなければならなくなる。それによって諸器官はもろくなり、硬化する。諸器官に必要なプロセスは緩慢になる。そうなると、あちこちで病気のプロセスが現れるのが認められるようになり、その場合には、全般的な脂肪欠乏にその原因がないかを認識することが重要である。

すでに言及したもう一つのケース、つまり脂肪過多により寄生的な熱の火元が発生する場合には、諸器官は自らの限界を超えて活動することを余儀なくされる。それによって、有機体に過度の負担をかける、過剰な食物摂取の傾向が生じる。このような問題を持つ人物が、過食する事態にまで進展するとは限らない。たとえば有機体の代謝において、頭部器官に素材が過剰供給され、それによって下腹部器官と分泌プロセスから素材が奪い取られるということが起こり得る。すると、供給の悪い器官においては、その活動は低調になる。腺分泌が不十分になるかもしれない。有機体の液体成分は不健康な混合比になる。たとえば、膵液の分泌に比べて胆汁の分泌が増えすぎる可能性がある。不健康な脂肪活動に由来する局部的に発生する症候群が、どのように理解されるべきかを認識することが、ここでもまた大切である。

第十一章　人体の造形と痛風

蛋白質の摂取は、人間の有機体の内部活動の一つの側面と関わるプロセスである。つまり、物質摂取にもとづいて行われる、というのがその側面である。このような種類のいずれの活動も、素材による形体形成《フォルム》、成長、新造という成果を得る。有機体の無意識の活動と関わるすべては、これに属する。

これらのプロセスに対して、排出からなるプロセスがある。外側に出ることも排出であるが、体が形成されるさいに、あるいは体が実質的なものにされるさいに、排出物が内部でさらに加工される場合もある。これらのプロセスは、意識的な体験の物質的基盤を作る。第一の種類のプロセスは第二のプロセスによって均衡を保つことができるが、この度合いを超えると、第一のプロセスによって意識の力が低下する。

特に注目すべきは、尿酸の排出プロセスである。この排出においては、アストラル体が活動している。この排出は有機体全体を通して行われる必要がある。それが著しい度合いで起きるのは、尿によってである。きわめて精緻に分散された方法でそれが起きるのは、たとえば脳においてである。尿によって尿酸が排出される時には、主にアストラル体が活動しており、自我機構は副次的な仕方でそれに関わっている。脳内で尿酸が排出される時には、自我機構が第一線で指導的に働いており、アストラル体は後退している。

さて有機体内では、アストラル体は自我機構の活動をエーテル体と物質体に伝える仲介者である。自我機構は生命のない素材や力を、諸器官の中にもたらさなければならない。無機的なものを諸器官に浸透させることによってのみ、人間は人間として意識的な存在であり得る。有機的な素材と有機的な力は、人間の意識を動物的な意識へと曇らせてしまうだろう。

アストラル体はその活動を通して、諸器官が自我機構の無機的な堆積物を受容するように関心を向けさせる。アストラル体は、自我機構にとって、いわば道を作るものである。

人間の有機体の下部では、アストラル体の活動が優勢であることが認められる。そこでは、尿酸素材は有機体によって摂取されてはならない。かなりの量が排出される必要がある。その時、この排出の影響下で無機的なものが浸透するのは避けられねばならない。尿酸が排出されればされるほど、アストラル体の活動はより活発になり、自我機構の活動はより少なくなり、そしてそれとともに無機的なものによる浸透もより少なくなる。

脳の中では、アストラル体の活動はわずかである。尿酸は少ししか排出されず、それだけいっそう多くの無機的なものが自我機構の意図に沿って堆積する。

自我機構は大量の尿酸を処理できず、それらはアストラル体の活動に帰せざるを得ない。すると少量の尿酸は自我機構の中へ移行し、そしてこの機構の意図によって無機的なものが形成されるための基盤を作る。

健康な有機体内では、正しい経済性が個々の領域に対する尿酸の配分において保たれている必要がある。すべての神経―感覚機構に対しては、自我活動が使うことのできる尿酸量のみが供給されねばならない。代謝―四肢機構に対しては、この活動は抑制されなければならず、アストラル体の活動は大量の尿酸排出において展開できなければならない。

ところで、アストラル体は自我活動のために諸器官の中で道を作るものなので、正しく配分された尿酸堆積物は、人間の健全さのまったく本質的な一部分と見なされなければならない。なぜなら、ある器官か器官系において、正しい関係が自我機構とアストラル体の間にあるかどうかは、この尿酸堆積物の中に表れるからである。

さてここで、自我機構がアストラル活動に対して優勢であるべきいずれかの器官において、アストラル活動が優位になりはじめたと仮定しよう。この器官とは、その仕組みのせいで、そこでの尿酸排出がある度合い以上は不可能である器官でしかあり得ない。そうなった時、この器官は自我機構によっては処理されない尿酸を背負わされる。さらにアストラル体は、それにも関わらず、排出しようとしはじめる。しかし、問題の場所には排泄器官がないので、尿酸は外に排泄される代わりに、有機体自身の中に堆積させられる。自我機構が充分に介入できない場所に尿酸が到達すると、本来自我機構にのみ属する無機的なものがそこに存在することになり、それは自我機構からアストラル活動にゆだねられる。人間より下の（動物的な）プロセスが、人間の有機体の中に押し込まれる場所で、病巣が発生する。

これが痛風である。痛風は遺伝的素質によってよく起きると言われるが、それはまさに遺伝の諸力が優勢である場合に、アストラル的―動物的なものが特に活動的になり、それによって自我機構が押し戻されるからである。

しかしながら、人体の活動によっては有機体内での異質性を失うことのできない素材が、食物摂取を通して人体内に達するということに本当の原因を求めるならば、痛風をもっと良く理解できるだろう。それらは自我機構が弱いためにエーテル体の中に移行させられず、そのためアストラル活動の領域に残されている。関節軟骨、もしくは結合組織の部位には、尿酸が充満する可能性があり、それによってそれらの中で無機的なものによる過重負担が生じ、これらの身体諸分肢において自我活動はアストラル作用の後ろに留まっている。人間の有機体の形《フォルム》全体は自我機構の成果であるから、上述した不規則性によって器官の変形が生じるに違いない。ここで人間の有機体は、その形《フォルム》から抜け出ようとする。

第十二章　人間の有機体の構築と分離

人体は他の有機体と同様に、半液体状態から自らを形成する。しかしながらその形成のためには、気体状の物質の供給が常に必要である。そのうちもっとも重要なのは、呼吸によって仲介される酸素である。

初めに固体の成分を、たとえば骨組織を観察してみよう。骨組織は半液体の状態から分離される。この分離の中には自我機構が働いている。骨格系の発達をたどって行くと、誰でもこれについて納得することができる。人間が胎生期や小児期を通して、その人間の形体を、つまり自我機構の表現を、獲得していく程度に応じて、骨格系は発展する。その際、基盤にある蛋白質の変容は次の通りである。まず（アストラル的、エーテル的な）異質な力を、蛋白質素材から分離する。それから蛋白質は無機的なものの状態を通って行くが、その時蛋白質は液体状にならなければならない。この状態の中で、蛋白質は熱の中で活動している自我機構によって捉えられ、その人間のエーテル体に引き渡される。するとそれは、人間の蛋白質になる。それが骨素材に変化するまでには、まだ長い行程がある。

蛋白質が人間の蛋白質に変化した後、炭酸カルシウムや燐酸カルシウム等々の吸収と変形のために、蛋白質は成熟させられる必要がある。そのため、ある中間段階を遂行する必要がある。それは、気体状のものを吸収しなければならないという、影響下に置かれなければならない。気体状のものは、炭水化物の転化産物を蛋白質の中に運び入れる。これによって、個々の器官形成のための基盤となる諸素材が発生する。この場合それは、たとえば肝臓や骨の素材といった完成された器官素材ではなく、より一般的な素材であり、それによって体のあらゆる個々の器官が形成可能となる。完成された器官形態の形成にあたっては、自我機構が働いている。上述した、まだ未分化の器官素材の中には、アストラル体が働いている。動物の場合には、動物のアストラル体が器官の形態を完成させる役割も引き受けているが、人間の場合には、アストラル体の活動、それとともに動物的な本性は、自我機構の一般的な基盤としてのみ存在している。人間の場合、動物生成は最終段階にまでは到らず、その途上で中断され、人間的なものが自我機構によってその上にいわば積み上げられる。

この自我機構は、完全に熱状態の中で生きている。それは一般的なアストラル存在から個々の器官を取り出す。その時、自我機構は、アストラル的なものによって持ち込まれた一般的な素材に働きかけ、準備されつつある器官の熱状態を高めるか、あるいは低下させる。

自我機構が熱状態を低くすると、硬化プロセスの中で無機的な諸素材が素材の中に入り込み、骨形成の基盤が与えられる。そして塩素材が取り入れられる。

自我機構が熱状態を高めると、有機的なものを溶解し、液体状もしくは気体状のものに変換する活動を行う諸器官が形成される。

さて、熱状態を高める必要のある諸器官に対して、自我機構がそれが実現されるための充分な熱が発生していないとみなす、と仮定してみよう。すると溶解の方向に向かって働くべき諸器官が、硬化の働きへと移行する。これらの諸器官は病的な傾向を得るが、これは骨の中では健康な傾向である。

ところで骨は、それが自我機構によって形成されているならば、自我機構によってその領域から解放される器官である。すると骨は、もはや自我機構によって内的に捉えられず、ただ単に外的に捉えられる状態になる。骨は成長領域と機構領域の外に出され、そして身体運動が行われる時には、なお機械的に自我機構に奉仕する。自我機構の内的な活動の残りだけが、全生涯にわたって骨に浸透している。なぜなら骨は、やはり機構の構成要素としても有機体の内部に留まらなければならず、生命から抜け落ちてはならないからである。

以上の理由から、骨に類似した形成活動に移行し得る器官は血管である。血管では、いわゆる硬化（スクレロージス）が起きる。これらの器官系から自我機構がいわば追い払われるのである。

自我機構が骨領域に対して必要な熱状態の低下を行わない場合、逆のケースが起こる。その場合、骨は溶解活動を展開する器官に似たものになる。すると骨は不十分な硬化のために、塩を組み込む基盤を提供できない。つまり、自我機構の領域に属する、骨形成物の最終的な展開が行われないのである。アストラル活動は、その行程の適切なポイントで阻止されない。すると形態——奇形への傾向が現れざるを得ない。なぜなら健康な形態形成は、自我機構の領域内でのみ行われることができるからである。

それはくる病である。これらすべてのことから、人間の諸器官とその活動がどのように関連し合っているかがわかる。骨は自我機構の領域内で発生する。骨の形成が終了すると、骨はこの自我機構のために働き、それ以降自我機構は骨形成を行わず、骨を随意運動のために用いる。そしてアストラル機構の領域で生じるものの場合も、これと同様である。ここでは未分化の諸素材と諸力が形成される。これらは分化された器官形成の基盤として、体内のいたるところに現れる。アストラル的な活動は、これらをある特定の段階にまで導き、その後それを利用する。人間の有機体全体は半液体状のものによって満たされているが、そこではアストラル的に方向づけられた活動が支配的である。

この活動は、より高次の部分の方向に向かって有機体が形成される時に利用される分離の中で生きている。このような指向性のある分離は、有機体の活動の経済性において役割を果たす、腺生成物の中に見られる。そして、有機体の内部に向かうこの分離の他に、有機体の外部に向かう本来の排泄もある。この排泄を、吸収された栄養素の中から役に立たないという理由で、有機体が外に捨てるものにすぎないと考えるならば、それは間違いである。つまり、有機体が物質を外に排出することが重要なのではなく、有機体が排泄へ導く活動を成し遂げることが重要なのである。この活動を成し遂げることの中に、有機体の存続のために必要とされる何かが存在する。この活動は、物質を有機体の中に取り入れ、あるいは有機体の中で貯蔵するのと同様に、必要不可欠である。なぜなら、この両者の活動の健全な関係性の中に、有機的な作用の本質があるからである。

　このように外に向けた排泄物の中に、アストラル的に方向づけられた活動の成果が現れる。そして排泄物の中に、無機的なものにまでさせられた物質が含まれていると、この中には自我機構も生きている。それどころか、自我機構のこの営みは、極めて特別な重要性を持つ。なぜなら、そのような排泄に使われる力は内部に向かって、いわば反動を生み出すからである。そしてこれが有機体の健全な存在のために必要不可欠なのである。尿によって排出される尿酸は、内部に向かうこのような反動として、有機体の睡眠に対する正しい傾向を生み出す。尿酸が尿中に乏しく、血中に多く含まれると、それは有機体の健康にとって充分ではない短い睡眠をもたらす。

第十三章　病気と治癒の本質

有機体のどこかで生じている痛みは、アストラル体と自我の体験である。人間が覚醒状態にある間は、アストラル体も自我も相応しい仕方で、物質体とエーテル体の中に入り込んでいる。眠りが訪れると、物質体とエーエル体だけで有機的な活動を行う。そしてアストラル体と自我は、それらから切り離されている。

睡眠中は、有機体は発達の出発点、つまり胎生期と幼少期における活動に戻る。覚醒中は、発達の終末期、つまり老化と死におけるプロセスが優勢である。

人間の発達の初期には、エーテル体の活動がアストラル体の活動よりも優勢であるが、次第に後者の活動が強まっていき、エーテル体の活動は後退する。すると眠っている間、エーテル体は人生の初期に有していたような強さが得られなくなる。エーテル体は、人生の経過の中で、アストラル的なものに応じて発達させてきたものを保持する。

あらゆる年齢において、人体のそれぞれの器官に、エーテル活動のある特定の強さが割り当てられている。またアストラル体の特定の強さがそれに対応している。正しい関係性が存在するかどうかは、アストラル体がエーテル体の中へ適切に入り込むことができるか否かによる。エーテル活動の低下によって、それができなければ、痛みが生じる。エーテル体が正常な度合いを超えて活動を発展させると、アストラル活動とエーテル活動の浸透は特に強まる。すると快楽と安楽が発生する。成長における快楽は一定量を越えると痛みへと移行し、逆に痛みは快楽に移行することを、はっきりと理解していなければならない。これについて注意を払わなければ、ここで述べたことは、前に説明したことと矛盾するように思えるかもしれない。

ある器官にとって相応しいエーテル活動が展開できなければ、その器官は病気になる。たとえば、消化プロセスから有機体全体の中へ継続していく代謝活動を取り上げてみよう。代謝産物が随所で、余すところなく、有機体の活動と素材形成に転換されるならば、それはエーテル体が相応しい仕方で働いている印である。しかし代謝過程において素材が沈殿し、素材が有機体の行為の中へ移行しない場合、エーテル体の活動は低下している。通常はアストラル体によって刺激される物質的なプロセス、けれどもアストラル体の領域の中でのみ有機体に対して働きかける物質的なプロセスが、その領域を越えてエーテル活動の領域にまで干渉する。このような仕方で、アストラル体の優勢のせいで存在しているプロセスが生じる。それは、老化や有機体の解体が生じるところにこそふさわしいプロセスである。

エーテル活動とアストラル活動の間に、調和をもたらすことが重要である。エーテル体が強められ、アストラル体は弱められねばならない。それは、エーテル体が加工する物質素材を、病的な状態においてよりも、もっと容易にエーテル体の活動に従う状態にもたらすことによって実現できる。同様に、自我機構には力が与えられなければならない。なぜなら、活動においては動物的に方向づけられているアストラル体は、自我機構の強化によって、それがないときよりも、人間の機構に向けられ、より抑制されるからである。

何らかの素材が、代謝過程でどのような作用を展開するかを観察するならば、このような事柄を認識し理解する方法を見出すだろう。硫黄を取り上げてみよう。硫黄は蛋白質のなかに含まれている。また硫黄は、蛋白質食品を摂取する時に生じるプロセス全体の基礎になっている。硫黄は異質なエーテル的性質から、無機的なものを通って、人間の有機体のエーテル活動へと移行する。硫黄は諸器官のフィブリノーゲンや、脳の中、爪や毛の中に見られる。つまり硫黄は代謝過程を通って、有機体の周縁部にまで達する。こうしたことから、硫黄は、蛋白質を人間のエーテル体の領域に取り入れるさいに関与する素材であることがわかる。

ここで、「硫黄には、エーテル作用領域からアストラル作用領域への移行においても意味があるのか。そして硫黄は自我機構と何らかの関係があるのか」という問いが生じる。硫黄が、有機体の中へもたらされた無機的な素材と結合して、酸や塩になるというのは顕著ではない。そのような結合の中に、アストラル体と自我機構の中へ硫黄プロセスを受け入れるための基盤があるだろう。しかし硫黄はそこまでは達しない。硫黄は物質体とエーテル体の領域内でその作用を展開する。このことは、有機体内での硫黄の過剰供給が、めまい感や意識の鈍化を呼び起こすことにも現れている。睡眠はアストラル体と自我機構が魂的な本性として働かない体の状態であるが、この睡眠も硫黄の過剰供給によって強まる。

以上のことから、硫黄は治療薬として用いられると、有機体の物質的な活動を、病気の状態の時よりも、エーテル活動の介入に対してより親和的にすることが見て取れる。

燐の場合、事情は異なる。燐は人間の有機体の中では、燐酸や燐塩として、蛋白質、フィブリノーゲン、脳、そして骨の中に見られる。燐は、自我機構の領域内で意味を持つ無機的な素材へと突き進む。燐は人間の意識活動を刺激する。それによって燐は、硫黄とは逆の方法で、意識活動を刺激した後で眠りをもたらす。それに対して硫黄は、無意識的な物質的エーテル的活動を高めることで眠りをもたらす。骨は自我機構の影響下にある器官であるが、燐は骨のリン酸カルシウムの中にある。骨が自我機構の影響下にあるのは、自我機構が身体運動への外的なメカニズムを使用する場合であり、内側から成長や代謝調整等々の場で働く時ではない。

それゆえ病的な状態が、自我機構を凌駕するアストラル領域の過剰性の中にあり、アストラル体を押し戻すために自我機構が強められる必要がある場合、燐は治療薬として作用するだろう。

くる病を取り上げてみよう。以前にも説明したが、くる病はエーテル的、アストラル的活動の過剰によるものであり、自我機構の活動を不充分なものにする。まず硫黄を適切な方法でくる病に用いるならば、エーテル活動はアストラル活動に対して強められる。これらのことが生じた後に燐治療をすると、エーテル機構の中で用意されたことが、《自我》機構へと向けられ、そのようにして、くる病に対して二つの側面から対応することができる。(くる病の燐治療に疑問がもたれていることは承知している。しかしここで述べた治療法は、従来の治療の試みとは関係がない。)

第十四章　治療的な考え方について

珪酸は代謝経路を通ってその作用を人間の有機体のある部分にまでもたらすが、その部分とは生命のあるものが生命のないものになるところである。珪酸は血液中に存在し、そして血液を通って造形力は進まざるを得ない。また珪酸は毛の中に存在し、そこは外に向かった造形が完結するところである。また珪酸は骨の中に見られ、骨の中では内に向かった造形が終了する。珪酸は尿中に排泄物として現れる。

珪酸は自我機構の物質的基盤を作る。なぜなら、自我機構は造形しながら作用するからである。この自我機構は、造形や形成が、外側と内側（無意識）の世界が境を接している有機体の部分に至るまで、珪酸プロセスを必要とする。有機体の周縁部では毛の中に珪酸があるが、この周縁部で人間機構は無意識的な外界とつながっている。骨の中では、この機構は無意識的な内界とつながっており、そこでは意志が働いている。

健康な人間の有機体内では、珪酸の両方の活動範囲の間で、意識の物質的基盤が展開しなければならない。珪酸には二重の課題がある。珪酸は内部で、単なる成長プロセスや栄養プロセス等々に限界を設ける。そして外に向かっては、単なる自然作用を有機体の内部から切り離し、その結果、有機体は自分の領域内で自然作用を継続する必要がなくなり、有機体自身の作用を展開できる。

青少年の有機体では、造形力を備えた組織が存在する場所に、珪酸がもっとも多く存在する。そこから、珪酸は二つの境界領域に向かって活動を展開し、それらの間で意識生活のための諸器官を形成できる場を作り出す。健康な有機体においては、それは主に感覚器官である。感覚生活が人間の有機体全体を貫いていることを、覚えておかなければならない。諸器官の相互作用は、ある器官が他の器官の働きを常に知覚することにもとづいている。本来の意味では感覚器官ではない器官の場合は、たとえば肝臓、脾臓、腎臓等々の場合は、知覚は非常にわずかであり、通常の覚醒生活では意識の境域下に留まっている。どの器官も、有機体内でさまざまな機能のために働く器官であるのに加えて、さらに感覚器官でもある。

確かに人間の有機体全体は、相互に影響を与え合っている知覚によって貫かれており、またそうあるべきであり、それによって有機体の中ですべてが健康に協働する。

しかしながら、すべては珪酸作用の適切な分布にかかっている。総体としての有機体に組み込まれている特別な珪酸有機体とでも言えるものがあり、健康な生命活動の基盤になっている諸器官の相互の感受性と、内に向かっては魂と霊の発展と、そして外に向かっては自然作用の適切な完結のための正しい関係性が、この珪酸有機体にもとづいている。

自我有機体が完璧に利用できる量の珪酸が有機体内にある時にのみ、この特別な有機体は正しく働くだろう。自我機構の下にあるアストラル機構は、余分な量の珪酸のすべてを、尿あるいは他の方法で排泄する力を持つ必要がある。

珪酸の、排泄されない剰余の量、自我機構によって捉えられていない量は、有機体の中で異物として堆積せざるを得ず、そしてまた珪酸の造形傾向のために、適量であれば自我機構の役に立つが、過剰であれば自我機構を妨げる。過剰な珪酸が有機体に与えられると、それによって胃腸の不調を招く。その時、消化領域に課せられた仕事は、過剰な造形作用へとせき立てるものを排出することである。液体状のものが優勢であるべきところが、干涸びてくる。これがもっともはっきりと現れるのは、過剰な珪酸が与えられて魂のバランスが乱れ、その背後に器質的な障害が明白である場合である。めまいを感じ、睡眠状態に陥ることに抵抗できず、聴覚と視覚の知覚プロセスをコントロールできないと感じ、そしてあたかも感覚の諸作用が、神経系の内部に入る直前でせき止められるかのように感じる。これらのことが示しているのは、珪酸は体の周縁に向かって突き進むが、それが過剰に体の周縁に達してしまうと、通常の造形が、異質な造形傾向によって妨げられるということである。同様に、造形が内側に向かって完結する場合も支障が生じる。運動系がコントロールできないと感じ、関節が痛む。これらのことはすべて、炎症プロセスに移行することもあり、そこでは珪酸の異質な造形が強く介入しすぎている。

以上のことが示しているのは、珪酸が人間の有機体内で治癒力を発揮できるということである。ある器官を取り上げてみよう。その器官は実際の感覚器官ではないのだが、その無意識の知覚能力が、有機体のその器官以外の部分に対して感受性過敏になったとしよう。すると、この器官の機能に支障をきたすことに気づくだろう。この場合、珪酸を投与することによって過敏な感受性を取り除くことができれば、この病的な状態に対処することができるだろう。病気になった器官を取り囲んで作用するように珪酸を投与し、有機的な身体の働きに影響を与えることが大切であり、上述した意味で、一般的な作用によって有機体全体に影響を与えることではない。

珪酸を他の薬剤と組み合わせることによって、有機体に投与された珪酸を、まさに珪酸を必要としている器官に到達させることができる。そしてそこから、珪酸が他の諸器官に害を与えることなく、排泄物として再び外に放出させられなければならない。

別のケースは、ある器官が他の器官の作用に対して感受性が低下している場合である。この場合、この器官の周辺の珪酸作用が堆積している。この時必要なのは、この部位の作用が力を失うように、有機体全体の珪酸作用に働きかけることである。あるいは排泄剤によって珪酸を排出することもできる。前者の方法が望ましいが、それはある場所で珪酸が堆積すると、通常は、他の場所で珪酸不足が現れるからである。限局性の珪酸作用を有機体全体に分散させることは、たとえば、硫黄療法によって可能である。本書の、有機体内の硫黄作用について述べてある箇所を読み返していただければ、その理由が理解できよう。

第十五章　治療方法

薬剤の効果についての認識は、人間以外の世界に存在する力の展開を理解することにもとづいている。なぜなら、治癒プロセスを引き起こすには、病気のプロセスが徐々に正常なプロセスへと移行するように体内で広がっていく諸素材を、有機体の中へ導入する必要があるからである。病的なプロセスの本質は、有機体の活動全体の中に適合しない何かが有機体の内部で生じていることである。それは病的なプロセスでも、外的な自然のプロセスでも共通する。

次のように言える。有機体内部で外的な自然のプロセスと似たものが発生すると、病気がはじまる。そのようなプロセスは、物質有機体かあるいはエーテル有機体を捉えるかもしれない。そうすると、アストラル体か自我のどちらかが、通常は行わない課題を果たさなければならない。アストラル体と自我が、魂的で自由な活動の中で発展すべき年齢において、それらはもっと若い年齢に戻り（多くの場合、胎生期まで）、物質的およびエーテル的な形態の形成に参加しなければならず、このような形態形成は、すでに物質有機体とエーテル有機体の領域へ移行していたはずのものである。つまり形態形成は、人間のもっとも初期の年齢においては、アストラル体と自我機構によって行われるが、後にはもっぱら物質有機体とエーテル有機体だけが引き受ける。なぜなら人間の有機体の発展のすべては、以下のことにもとづくからである。初めは、アストラル的なものと自我機構の活動から、物質体とエーテル体の全体的な形態が生じるが、年齢とともにアストラル活動と自我活動は、物質機構とエーテル機構の中で持続する。もしそうでなければ、アストラル体と自我機構は、その発展のある段階で、ある方法によって介入しなければならないが、この段階においては、もはやアストラル体と自我機構はそれには適していないのである。

下腹部に停滞が生じると仮定する。物質機構とエーテル機構が、それ以前の年齢でゆだねられていた活動を、人体のふさわしい部位において遂行しない。すると、アストラル活動と自我活動が介入しなければならない。それによって、この両者は有機体の他の課題に対して弱くなる。これらの活動は、あるべきところで不在となる。たとえば、筋肉に入って行く神経の造形において不在となる。その結果が、有機体のある特定の部位における麻痺の症状である。

重要なのは、アストラル機構と自我機構にとってふさわしくない活動を引き受けることができる素材を、人間の有機体に与えることである。植物有機体の中にある強力なエーテル的なオイルの形成、とりわけ花を形成する時に働いているプロセスが、これを引き受けることができる。また燐を含む素材も、これを行える。ただ、燐を他の素材と混合することによって、その効果が、腸の向こう側にある代謝においてではなく、腸の中で発揮されるように配慮する必要がある。

皮膚炎の症状がある場合、そこではアストラル体と自我機構が異常な活動を展開している。するとこれらは、より内部の器官に働きかけるべき作用から引き下がる。これらは内部器官の感受性を減少させる。その一方、これらの器官は感受性が鈍くなっているために、課せられたプロセスを遂行することをやめてしまう。それによって、たとえば肝機能に異常な状態が生じるかもしれない。すると、消化が不適切な仕方で影響を受ける可能性がある。そこで、珪酸を有機体内にもたらすと、アストラル有機体と自我有機体の、皮膚に関わる活動が軽減される。有機体の内部に向かって行われている活動は再び自由になり、健康になるプロセスがはじまる。

異常な動悸が現れる病状の場合、アストラル有機体の不規則な活動が血液循環の流れに作用している。すると、アストラル有機体の活動は脳のプロセスにおいて弱まる。そこでてんかん発作が起こる。なぜなら頭部有機体における弱まったアストラル活動によって、頭部有機体に属するエーテル活動が過度に緊張させられるからである。レビスティクム〔Liebstöckel　セリ科植物〕からゴム状の成分を取り出し、それを茶剤か、あるいはもっと良いのは、いくらか加工して調整剤の形にして有機体に与えると、血液循環のために不適切に消費されたアストラル体の活動が解放され、脳機構の強化が開始される。

このようなケースのすべてで、適切な診断によって、病気の作用の方向性を確かめる必要がある。上述の最後のケースを取り上げよう。このケースの原因は、血循循環の中でエーテル体とアストラル体の相互作用が妨げられていることに由来している可能性がある。脳の症状はその結果である。上述したような方法で治療が行われると良いであろう。

しかしながら､逆もありえる。脳システムのアストラル活動とエーテル活動の間に原因があり、不規則性が現れることもある。異常な心臓の活動を伴う不規則的な血液循環は､その結果である。この場合には、たとえば硫酸塩を代謝プロセスにもたらす必要がある。硫酸塩は脳のエーテル機構に働きかけ、その中でアストラル体を引きつける力を生じさせる。これは、思考の自発性、意志の領域、また人間本性の全体的な統一性が、良い方向に変化していくことに見て取れる。さらに、アストラル的な諸力が新たに循環器系に働きかける効果を得るために、たとえば銅塩によって補助することがおそらく必要であろう。

物質有機体とエーテル有機体によって引き起こされた、体のどこかの部位におけるアストラル有機体と自我有機体の過剰活動を、外側から引き起こされた活動と置き換えると、総体としての有機体が再び規則的な活動に入って行くことに気づくだろう。有機体は自らの欠陥を調整する傾向を持っている。それゆえ、ある不規則性をしばらくの間、人工的に調整すると、つまり内側で引き起こされた中断すべきプロセスを、似たようなプロセスを外側から引き起こし、それを克服すると、有機体は再び回復する。

第十六章　薬剤の認識

薬剤としてもちいられることが考慮される素材について、まず次のような仕方で精通している必要がある。それは、素材に含まれているさまざまな力の作用を、人間の有機体の外側と内側で、判断できることである。そのさい、通常の化学が研究している、さまざまな作用の可能性について考慮するのはあまり重要ではない。むしろ、地球から放射する力、あるいは地球に射し込んで来る力との関連の中で、ある素材が持つ内的な力の構成による関係から発生する、その諸作用を観察することが重要である。

この観点から、輝安鉱（Antimonglanz）を例にして考察してみよう。アンチモンは、他の金属の硫黄化合物に対する強い親和性を持っている。硫黄が持っている性質のすべては、比較的狭い範囲においてのみ恒常的に保たれる。硫黄は、加熱や燃焼等々の自然のプロセスに対して敏感である。それによって、地球の諸力から完全に離れ、エーテル作用に自分を組み入れていく蛋白質素材の中で、アンチモンはある重要な役割も担う能力を持つ。硫黄と親和的に結びつくことによって、アンチモンはエーテル作用に簡単に組み込まれる。それゆえ、もしも体が何らかの病的状態によって、外から取り入れた蛋白質を、自分自身で人体固有の活動に適合するように変えられない時には、アンチモンは人体内の蛋白質の活動に容易に運び込まれ、そして蛋白質を助けてエーテル作用を獲得させる。

さらにアンチモンには他の特性もある。アンチモンは可能であればどこででも、束状の形を取ろうとする。そしてそれに伴い、地球から離れエーテルの中で働く諸力に向かおうとする線に組み込まれる。それゆえ、アンチモンを人間の有機体にもたらすと、それはエーテル体の作用を途中まで迎えに行くものをもたらすことになる。アンチモンの溶離プロセスにおいて生じることも、この物質のエーテル親和性を示している。アンチモンはこのプロセスによって、繊細な繊維状になる。ところで溶離プロセスとは、いわば、下で物質的にはじまり、上でエーテル的なものに移行するプロセスである。アンチモンは、この移行に組み込まれる。

その上、アンチモンは赤熱すると酸化し、燃焼するとアンチモンから生じた白煙が発生するが、これは冷たい物体に付着するとアンチモンの花を咲かせる。

それに加えて、アンチモンには電気的な作用に対してある種の抵抗力がある。ある方法でアンチモンを電気分解し、陰極でそれが沈殿する、これが金属の先端に接触すると爆発する。

以上のことはすべて、アンチモンにはそのための条件がほんのわずかでもあれば、その瞬間にエーテル要素の中に容易く移行する傾向があることを示している。霊的な観察にとって、これらの個々の事象のすべては、単なる示唆にすぎない。なぜなら霊的な観察は、人間の有機体にアンチモンプロセスをもたらすと、自我機構と同じように作用する、という自我活動とアンチモン効果の関係を直接知覚するからである。

人間の有機体内では、血液は血流内で凝固する傾向を示す。この傾向は、自我機構の影響下に置かれているということであり、そしてこの影響下で調整される必要がある。血液は有機的な中間産物である。血液の中で生じるものは人間の有機体全体になる、つまり自我機構になる途上のプロセスをやり遂げたものである。さらに血液は、この有機体の造形に組み込まれるプロセスを、やり遂げなければならない。このプロセスがどのような種類のものであるかは、次のことから認識できる。血液を体から取り出すと凝固することからわかるように、血液自体に凝固する傾向がある。しかし人間の有機体内では、凝固は常に阻止されなければならない。血液の凝固を妨げるのは、有機体が血液を組み入れる力である。血液は凝固する直前に、形成力を通して身体造形に組み込まれる。もしも凝固がはじまれば、生命は危険にさらされる。

それゆえ、血液凝固に対する力の不足という病的な状態が有機体内にある場合は、アンチモンがさまざまな形で薬剤として効果を発揮する。

有機体の造形は本質的に蛋白質素材のこのような変容であり、変容によって蛋白質素材は鉱物化させる諸力と共同作業をはじめる。このような諸力は、たとえば石灰の中に含まれている。ここで問題になっていることは、牡蛎の貝殻形成が目に見える形で示している。蛋白質素材の特性を保持するために、牡蛎が排除しなければならないものが貝殻形成となる。似たようなことが、卵殻の形成においてもある。

牡蛎の場合には、石灰状のものを蛋白質形成に組み入れないために、それは分離される。人間の有機体では、この組み込みは行われなければならない。単なる蛋白質作用は、カルシウム状のものの中で、自我機構によって形成力として引き起こされるものが協働できるような蛋白質作用へと変容される必要がある。これは血液形成の中で生じなければならない。アンチモンは、カルシウムを排出する力に対抗して働き、自分の形を保持しようとする蛋白質を、エーテル要素との親和性を通して形のないものへと導き、それがカルシウム状のものの、あるいは類似のものの影響を受けられるようにする。

チフスの場合、その病的な状態が、蛋白質素材が造形能力のある血液素材へと充分に変換されない中で生じているのは、明らかである。そこで現れる下痢の病状は、すでに腸の中で、この変容への能力がなくなりはじめていることを示している。ここで現れる重度の意識障害は、自我機構が体から外へと追いやられ、活動できないことを示している。その原因は、蛋白質素材が、自我機構が作用できる鉱物化させる力に、到達できないことである。排泄物が感染の危険を招くことも、この見解の証明である。造形力を破壊する傾向が、排泄物の中で増していることが分かる。チフスの症状がある場合には、適切に調合されたアンチモン調整剤を用いると、治療薬になる。これは蛋白質素材からその固有の諸力を取り除き、自我機構の造形力に組み入れやすくする。

現代の通例的な観点では、アンチモンについてここで示唆されているような見解は正確ではないと人は言い、これに対して通常の化学的方法の正確さを指摘するだろう。しかし人間の有機体における作用に関しては、実際は、物質の化学的作用はほとんど考慮に値しない。それは画家が絵の具を使用する時の、色素の化学成分の意味ほどのものである。もちろん画家が化学的な出発点について何か知っているのは良いことである。しかし絵を描く時に、この色素をどのように使うのかは、別の方法論に由来する。そしてそれは治療者にとっても同じである。治療者は、彼にとっては何か意味のある基礎として、化学をみなすことができる。しかし、人間の有機体における物質の作用の仕方は、もはやこの化学的なものとは何の関係もない。化学や薬剤化学が認めるものの中だけに正確さを見て取る者は、有機体内の治療プロセスで起こっていることについての見方を獲得する可能性をまったく失ってしまう。

第十七章　薬剤認識の基礎としての素材認識

薬剤の作用を判断しようとする者は、人間の有機体の外である種の作用を示す素材が、何らかの方法で人間の有機体に投与される時、有機体内で発生する諸力の作用を見る目を持っていなければならない。

その古典的な例は蟻酸に見られる。蟻酸はアリの体内で、炎症を起こす腐食性の素材として発生する。その時、蟻酸は分離産物として現れる。動物の有機体は、適切な方法で活動を行うために、そのようなものを生み出す必要がある。生命とは、分離する行為の中にある。分離産物が形成されると、もはやそれは有機体内で何の課題も持っていない。それは排泄されなければならない。有機体の本質は行為の中にあり、その素材の中にあるのではない。機構とは物質結合ではなく、活動である。物質の中には活動への刺激がある。この刺激が失われると、物質はもはや機構にとって、それ以上の意味を持たない。

人間の有機体内でも蟻酸が発生する。しかしそこでは、蟻酸は意味を持つ。蟻酸は自我機構のために働く。有機的な素材から生命のないものへと向かう部分が、アストラル体によって取り除かれる。自我機構には、有機的な素材が生命のない状態へと移行することが必要である。しかし自我機構が必要としているのは移行のプロセスであり、移行によって生じるものではない。生命のないものへと進展していくものが形成されると、それは有機体の内部においては負担となる。それは直接排泄されるか、あるいは間接的に処理されるために溶解されなければならない。

さて、溶解されるべきものがされないと、それは有機体内で蓄積し、痛風やリウマチの病状の素地を形成することがある。その時、蟻酸が発生し、溶解を行う。蟻酸が必要な量生産されると、有機体は生命のないものに向かう産物を適正な方法で遠ざける。蟻酸の生産力が弱すぎると、痛風あるいはリウマチの病状が生じる。有機体に外から蟻酸を投与すると、有機体自身では生産できないものを与えることができ、有機体を助ける。

人間の有機体内の持続作用という点において、ある素材を別の素材と比較するならば、そのような作用のあり方を知ることができる。蓚酸を取り上げてみよう。蓚酸はある状況下で蟻酸に変わり得る。蟻酸の作用は蓚酸の一つの変容である。蟻酸が動物的なものの分離物であるのと同様に、蓚酸は植物的なものの分離物である。蓚酸生成は植物の有機体内である活動を作り出すが、この活動は動物の有機体内での蟻酸生成における活動と類似している。つまり、蓚酸生成はエーテル領域に、蟻酸生成はアストラル領域に対応している。痛風とリウマチの病状において現れているのは、アストラル体の活動が乏しいことである。痛風とリウマチにおいて、アストラル有機体に由来する原因がエーテル有機体に戻されているという、逆の状態もある。この時には、アストラル的なものに対する諸力の滞りが発生して自我機構の進路をはばむだけでなく、アストラル機構によって統御されない妨害作用がエーテル的なものの中で生じる。それは、下腹部の不活発な活動、肝臓と脾臓の活動の妨害、胆石様の沈着等々として現れる。これらのケースにおいて蓚酸を投与すると、適切な方法でエーテル有機体の活動を助ける。蓚酸によってエーテル体が強められるが、それは、自我機構の力がこの酸によってアストラル体の力に変容し、それがより強力にエーテル体に作用するからである。

このような観察から、有機体を治癒する物質の作用を知ることができる。観察は、植物の営みからはじめられる。植物の場合、物質的な活動はエーテル活動によって浸透されている。エーテル活動によって達成され得るものを、植物において学ぶことができる。動物のアストラル有機体では、このエーテル活動がアストラル活動へと導かれる。それがエーテル活動として弱すぎる場合、植物性の産物を取り入れると、そこから発生する活動が付け加わり、エーテル活動を強めることができる。人間の有機体の基礎には、動物的なものがある。人間のエーテル体とアストラル体の間で生じていることに関しては、ある程度の限度内で、動物の場合と同じことが認められる。

植物界の薬剤によって、エーテル活動とアストラル活動の間で損なわれた関係を回復させることができるだろう。しかし人間の物質機構、エーテル機構、アストラル機構の中の何かが、自我機構との相互関係において損なわれている場合は、そのような薬剤では成功しないだろう。自我機構は自分の活動を、鉱物化を目指すプロセスに向けなければならない。

したがって、それに相当する病状には、鉱物的なものだけが薬剤として有効である。鉱物的なものの治療作用を知るには、その素材がどの程度まで解体され得るかについて研究することが必要である。なぜなら有機体内では、外から投与された鉱物的なものは解体され、そして有機的な自らの力によって、新しい形で再構築されなければならないからである。そのような解体と再構築の中に治療作用が存在するはずである。そこでもたらされることは以下の方向性の上になければならないが、それは投与された薬剤の働きが有機体自身の不十分な活動を引き受けるということである。

月経過多を例にしよう。この場合、自我機構の力が弱められている。この自我機構の力は、一面的に血液の準備において消費されている。有機体内での血液の吸収力のためには、自我機構の力がわずかしか残っていない。有機体内の、生命のないものへと向かう方向にある諸力が取るべき行程が短すぎるのであるが、それはこの諸力が烈しく働き過ぎるためである。この諸力は道半ばで使い果たされる。

何かと結合したカルシウムを有機体に投与すると、この力を助けられる。カルシウムは血液生成に加わる。自我活動からこの領域が取り除かれ、自我活動は血液吸収に取り組むことができる。

第十八章　オイリュトミー療法

オイリュトミー療法と呼ばれるものが、私たちの治療領域においてさらに特別な役割を果たす。これはルドルフ・シュタイナー博士によって、最初は新しい芸術としてアントロポゾフィーから創り出された。

オイリュトミー芸術の本質については、シュタイナー博士によって何度も語られ、またすでに芸術として広まっている。

オイリュトミーは動きを行う人間によって舞台で演じられるが、しかし舞踊芸術ではない。それは、オイリュトミーを行う人間は特に腕と手を動かす、ということでも明らかである。動作を行っている複数の人間の集団が、全体を芸術的印象を与える舞台像へと高める。

あらゆる動きは人間機構の内的な本性にもとづいている。この本性から、人生の初期の数年において言葉が流れ出る。言葉の中の語音《ラウト》が、人間の構成《コンスティテューション》から生まれてくるように、この構成を本当に認識する時には、一人か複数の集団から動きを取り出すことができる。それが本当に見える言葉、あるいは見える歌である。そのさい、言葉そのものもそうであるように、動きの中には恣意的なものはほとんどない。ある言葉の中で、I（イ）と言うべき箇所で、O（オ）とは発音できないように、オイリュトミーの場合も、I（イ）やCis〔音符の嬰ハ〕は、一つの一義的な動きのある所作でしかありえない。それによってオイリュトミーは、言葉や歌のように人間の本性から無意識的に発展するのではなく、本当の人間認識を通して意識的に発展することのできる、人間本性の真の開示なのである。

演技が行われる時は、一人か複数の人間が舞台の上で動く。見える言葉に移し替えられる文学作品は、同時に朗唱される。観客は文学作品の内容を聞き、同時にそれを目で見る。あるいは音楽が演奏され、それが動きのある所作の中で、見える歌として再び現れる。

オイリュトミーは動く彫刻であり、芸術の領域を本質的に拡張するものである。

さて、芸術的な様式の中で見出されたものは、二つの違った方向に発展させることができる。一つは教育である。エミール・モルトによって創設され、ルドルフ・シュタイナーの指導下にある、シュトゥトガルトのヴァルドルフ学校では、体操と並行して、教育オイリュトミーが全学年で行われている。普通の体操では、物質体の動的状態と静的状態を発達させることだけが考慮される。オイリュトミーの場合は、体と魂と霊からなる全人が動きの中に流れ出る。このことを成人に近づいた人間は感じ、幼年期に言葉を習得したように、まったく自然にオイリュトミーの練習を、人間本性の一つの表現として体験する。

もう一つは療法的な側面である。芸術オイリュトミーと教育オイリュトミーの動きの所作が健康な人間本性から流れ出るのと同様に、この変えられた所作が病気の人間の本性から流れ出るようにする。このようにしてオイリュトミー療法は成立する。

そのように行われる動きは、病気の器官に戻って働きかける。動きの所作が、ある器官の病気に完全に適合しているならば、外的に行われた動きが健康を取り戻すように器官の中に入り込み、働き続けるのがわかる。なぜなら、動きを通して人間の中で作用するこの方法は、体と魂と霊に向かうので、他の運動療法よりももっと集中した仕方で病気の人間の内部に作用するからである。

それゆえ、オイリュトミー療法は決して素人のするものにはなり得ず、またそのようにみなされたり、扱われたりしてはならない。

オイリュトミー療法士は、人間の機構について充分に認識を高めている必要があり、またオイリュトミー療法は、医師との協働においてのみ行われ得る。あらゆる素人療治は害をもたらすだけである。

オイリュトミー療法行為は、適切な診断にもとづいてのみ行うことができる。オイリュトミー療法の実際の成果は、ここで示された治療的な考え方の、恵み豊かな一部分と見なすことができる。

第十九章　特徴的な症例

この章では、アーレスハイム臨床治療研究所での診療から、数々の症例について述べようと思う。これらの症例から、診断によってどの薬剤を使用すべきかが直接わかるように、霊的な人間についての認識の力を借りて、どうすれば確固とした病像を得られるかが示される。そのさいに基礎となる考え方は、病気のプロセスと健康のプロセスを、一つの円環プロセスとしてみることである。発病は、本書で述べた人間の有機体のさまざまな部分の構成が、不規則になることからはじまる。患者が治療を受けに来る時には、この不規則性はある一定の段階にまで達している。そこで、発病以来、患者の有機体内で起こったすべてのプロセスが逆戻りし、最終的には有機体が以前の健康な状態に戻れるように配慮する必要がある。自分自身に戻って行くこのプロセスの実行には、有機体全体の中で成長力が失われることは避けられない。この成長力は、小児期に人間の有機体が体を大きくするために必要とした力と同等のものである。それゆえ薬剤は、病気のプロセスを引き戻すだけではなく、低下して行くバイタリティーを助ける必要がある。後者の作用の一部は、食事療法にゆだねられねばならない。しかし通常、重症の場合の有機体は、食物を消化する時に充分なバイタリティーを生み出せない。そのため、有機体がこの点に関して援助を受けられるように、本来の治療も調整する必要があるだろう。臨床治療研究所で出されている代表的な薬剤の場合、この調整は充分になされている。それゆえ、なぜある調整剤に特定の成分が含まれているのか、ということに細心の注意を払う場合にのみ、その調整剤を認識するだろう。病気の経過においては、局部的な病気のプロセスだけではなく、有機体全体の変化を考慮する必要があり、この変化全体も逆戻りのプロセスへと導く必要がある。個々の疾病についてどのように考えれば良いかは、これから特徴づける特定のケースが示してくれるだろう。この記述の後に、一般的な考察を続ける。

症例一

二十六歳の女性患者。患者の全体は、きわめて不安定な状態。有機体の、本書でアストラル体と名づけられた部分は、過剰な活動状態にあることが明らかに認められる。この患者のアストラル体は、自我機構によって充分に制御されていないのが見て取れる。彼女が仕事を片付けようとすると、アストラル体はすぐさま興奮しはじめる。自我機構は影響力を行使しようとするが、絶えず押し戻される。このような時は、発熱を引き起こす。人間の場合、規則的な消化活動は、きわめて重要な意味において、正常な自我機構に左右される。この患者の場合、自我機構の無力さは頑固な便秘に現れている。この乱れた消化活動の結果が片頭痛のような症状と嘔吐であり、彼女はこれに苦しんでいる。睡眠中、無力な自我機構は下部から上部へわずかしか有機的な活動をせず、また呼気障害が見られた。その結果、睡眠中の有機体内で過剰に炭酸が蓄積され、それは覚醒する時に心臓の動悸によって身体的に現れ、また心理的には不安感情と悲鳴によって現れる。アストラル体、エーテル体、物質体の規則的な関連を生じさせる諸力が不足している他は、身体を検査しても何も判明しなかった。アストラル体固有の過剰な活動によって、アストラル体の力は物質体とエーテル体の中へ少ししか流れて行かない。そのため、成長期には物質体とエーテル体の成長は繊細なままに留まった。それは診察時に、患者の体がきゃしゃで弱々しかったことや、度重なる背中の痛みを訴えていたことによっても明らかになった。背中の痛みは、まさに自我機構が脊髄でもっとも強く影響を及ぼさなければならないために生じるのである。患者は夢についても多く語る。それは、睡眠中アストラル体が物質体とエーテル体から離れている時に、アストラル体固有の活動が過剰に展開することの結果である。自我機構を強め、アストラル的なものの活動を減らすことからはじめる必要があった。自我機構の強化は、消化管の中で弱まっている自我機構を助けるのに適した薬剤を選ぶならば、達成できる。そのための薬剤は銅の中に認められる。銅軟膏を塗った包帯を腰部に当てると、銅は自我機構が充分に発生させることができない熱を強めながら作用する。この作用は、異常な心臓の活動が静まり不安感情が和らぐことによってわかるだろう。アストラル体固有の過剰な働きは、微量の鉛の内服によって抑えることができる。鉛はアストラル体を収縮させ、アストラル体の中である力を呼び起こすが、その力によってアストラル体は物質体とエーテル体により強く結びつく。（鉛中毒はアストラル体の、エーテル体と物質体との強すぎる結びつきの中で生じ、それによってエーテル体と物質体は強すぎる崩壊プロセスに屈してしまう。）この治療によって、患者は目に見えて快復した。不安定な状態はなくなり、ある内的な安定と確実さが現れた。心は、分裂した状態から内的に満足した状態になった。便秘と背中の痛みの症状はなくなり、片頭痛に似た症状と頭痛も消えた。患者は再び就労能力を取り戻した。

症例二

四十八歳の男性患者。彼は魂の活発な、丈夫な子どもだった。第一次世界大戦中の五カ月間、腎炎の治療を受け、治癒した後に退院したと述べている。三十五歳で結婚し、五人の健康な子どもを得たが、六番目の子どもは出産時に死亡。三十三歳の時、精神的な過労から、鬱、疲労、無感情の症状が現れた。この症状は絶え間なく強まっていった。それと並行して、ある精神的な困惑が生じた。彼は教師であるが、自分の職業に対して否定的な疑問を抱いており、肯定的な面は見出せないでいた。彼の病状が示しているのは、エーテル体と物質体に対するアストラル体の親和性の少なさと、アストラル体が自分自身の中で固まって動かないということだった。そのため物質体とエーテル体は、固有の特性を主張していた。アストラル体と正しく結びついていないエーテル体の感覚は、鬱を生じさせる。物質体と正しく結びついていないことは、疲労と無感情の原因となる。彼が精神的な困惑に陥っているのは、アストラル体が物質体とエーテル体を使うことに無力になっていることに起因する。眠りの状態が良いのは、これらのことと関連しているが、それはアストラル体がエーテル体と物質体にわずかしか関わっていないからである。同様の理由から、目覚めは困難である。アストラル体は物質体の中へ入って行こうとしない。夕方になって、物質体とエーテル体が疲れた時に初めて、この三者の正常な結びつきが生じる。そのため彼はようやく夕方になって、本当に目が覚めるのである。彼の全体的な状態は、まずアストラル体の働きを強めるべきであることを示している。それは常に、天然水の形で砒素を内服させると達成できる。しばらくすると、該当する患者がいかに自分の体をよりコントロールするようになるかに気づくであろう。アストラル体とエーテル体の相互関係は強くなり、鬱、無感情、疲労はなくなった。そこで、長期間アストラル体との結びつきが乏しかったために、運動が不活発になっていた物質体に対しても、少量の燐による治療が必要となる。燐は自我機構を助けるので、自我機構は物質体の抵抗を克服することができる。ローズマリー入浴剤を入れた入浴は、堆積した代謝産物を排出しはじめる。オイリュトミー療法は、アストラル体の不活発さによって障害されていた、人間の有機体のそれぞれの部分（神経感覚系、リズム系、運動系、代謝系）の調和を修復することができる。さらに患者に対してニワトコ茶を与えると、不活発なアストラル体によって徐々に生じていた緩慢な代謝が、再び正常になった。この患者の場合、完治を確認することができた。

症例三

三十一歳の男性患者。芸術家。コンサートツアー中に来院した。泌尿器に重度の炎症性機能障害を起こしていた。カタル性の症状、発熱、肉体疲労、全身衰弱、就労不能。

病歴によると、患者は同じ症状を反復していた。患者の霊的な状態を調べると、アストラル体が過敏で、消耗していることがわかる。物質体とエーテル体が、カタル性、炎症性の症状を起こしやすくなっているのは、その結果であることがわかった。彼の物質体はすでに小児期から虚弱で、アストラル体によって養護されていなかった。そこから麻疹、猩紅熱、水痘、百日咳、そして頻繁に扁桃炎に罹り、十四歳で尿道炎を発症、二十九歳で膀胱炎を起こした時に尿道炎を再発。十八歳の時、肺炎と胸膜炎を併発。二十九歳でインフルエンザに伴う肋膜炎。三十歳で前頭洞カタル。常に目の結膜カタルの傾向がある。二カ月間の入院中の体温曲線は以下の通りである。初めは三八度九分まであったが、その後下がり、十四日後に再び上昇した。その後、三六度から三七度の間で上下し、時に三七度以上、あるいは三五度以下になることもあった。このような体温曲線は、自我機構の変わりやすい調子の様子を明らかに表している。自我機構の半意識的な内容の作用が、アストラル体によって正常なリズムに引き下げられることなく、物質体とエーテル体の熱プロセスの中で発揮されると、このような曲線が現れる。このケースでは、アストラル体の活動能力のすべてはリズム系に集中しており、彼の芸術的な才能によってリズム系の中で発揮されている。その一方で、他の系には行き渡っていない。そのため、夏の間はずっと重度の疲労と不眠症という深刻な結果を招く。夏には、アストラル体は外界に注意を奪われる。彼の内的な活動能力は後退する。物質体とエーテル体の力が優勢になる。一般的な生活感情としては、それは重度の疲労として現れる。アストラル体の活動能力の減退が、物質体から離れることを妨げている。これによって不眠症が起こる。エーテル体からアストラル体が充分に分離しないと、感情をかき乱し不快にさせる夢が現れる。このような夢が現れるのは、アストラル体が物質有機体の障害に対して敏感だからである。特徴的なのは、物質体の障害が、夢の中では人体の切断という像《イメージ》で象徴されることである。その恐怖は当然、感情に訴えかける。アストラル体が代謝系で充分に機能していないことの一つの結果は、便秘になりやすいことである。アストラル体からわずかな影響しか受けていないエーテル体が自立して働くと、食物から摂取された蛋白質は、動植物性の蛋白質から人間の蛋白質へと完全に変化することができない。そのため尿中に蛋白質が排出され、尿蛋白反応が陽性になる。アストラル体が充分に機能しないと、人間の有機体内では異質であるプロセスが物質体の中で生じる。このようなプロセスの結果が化膿である。これはいわば、人間内で起こる人間外のプロセスである。それに起因して、尿沈渣中に膿が見られた。この化膿形成には、魂的にも並行したプロセスがある。つまり、物質的に素材を充分に消化できないように、アストラル体は魂的に人生経験を充分に消化できない。人間外の物質形成を膿として作り出すのと同様に、異常な生活状況、予感、象徴等々への関心として、人間外の性質を持つ魂的内容も作り出す。そこで私たちにとっては、患者のアストラル体を調整し、浄化し、強めるように働きかけることが重要であった。自我機構は大変活発だったので、その活動をいわば薬剤作用の担い手として利用できた。外界に向けられている自我機構に対しては、外から内に向かう作用をもたらすのが一番良い。それは湿布によって得られる。私たちはまず、メリロトゥス〔Melilotus　西洋エビラハギ〕の湿布を行った。この湿布はアストラル体に働きかけ、その力の配分を均等化し、そして一方的にリズム系に向かっている力に抵抗する。もちろんこの湿布は、リズム系が特に集中している有機体の部位にあてがってはならない。私たちは代謝系と運動系が集中している器官にあてがった。頭部の湿布は避けたが、それは頭部に由来する自我機構の調子の変動が、作用を無効にするからである。そこでメリロトゥスが効くためには、アストラル体と自我機構が強く結びつく必要があり、この両者を支援することが重要であった。私たちはゴボウの根から取り出した蓚酸を加えてみた。蓚酸は自我機構の活動をアストラル体の活動へと変換する。これらすべてに加えて、アストラル体の作用の中へ、排泄を規則的に組み入れる役割を持った、非常に低濃度の内服薬を投与した。頭部機構によって統制されている排泄を、硫酸カリウムによって正常化することを試みた。狭義での代謝系に依存するプロセスには、炭酸カリウムによって影響を与えることを試みた。排尿は、トイクリウム〔Teucrium　ニガクサ属〕を使って調整した。したがって、硫酸カリウム、炭酸カリウム、トイクリウムを同量含有する調整剤を投与した。この治療全体において、体的、魂的、霊的な有機体全体の非常に不安定なバランスを考慮に入れなければならなかった。それゆえ、物質体の均衡を保つためには常に臥床し、霊的な均衡を保つためには魂の平安を配慮する必要があり、それによって初めて、それぞれに異なった薬剤が相互に入り交じって作用することが可能になった。運動と興奮は、このような複雑な治療プロセスをほとんど不可能にする。患者はこの治療の終了後、肉体的には力強く逞しくなり、魂的にも良好な状態になった。このような不安定な健康状態では、何らかの外部からのアタックがあると、再びさまざまな障害が起こることは明白である。このようなケースでは、そのようなアタックを避けることも、総合的な治癒に含まれる。

症例四

小児。四歳の時と、五歳半の時に、クリニックに連れて来られた。その時には小児の母親と、小児の母親の妹も同席していた。診断は、この小児の疾病から、母親とその妹へと到った。この小児については、以下の事柄が確認できた。患者は双子の一人であり、六週間早い早産児だった。

双子のもう一人は、在胎最終期に胎児死亡。患者は生後六週間で発病し、異常に泣き叫び、病院に連れて行かれる。そこでは幽門痙攣と診断された。小児は乳母と人工栄養によって育てられた。八カ月で退院。帰宅の初日に痙攣発作を起こし、その後二カ月間、痙攣は毎日繰り返された。発作時には硬直と、眼球の回転が見られた。発作の前には、小児は不安げになり、泣いた。また、発作の前には右目が斜視になり、嘔吐した。二歳半の時、再び発作が起こり、この発作は五時間続いた。小児は再び硬直し、死んだように横たわっていた。四歳の時に発作、この時は三十分間続いた。この発作の時、初めて発熱を伴ったと報告された。退院後自宅に戻っていた時に起きた痙攣発作の後、両親は小児の右腕と右脚の麻痺に気づく。二歳半の時、小児は一回目の歩行検査を受けるが、その結果は、左脚のみが歩行可能であり、右脚は引きずっているというものだった。また右腕も麻痺のままだった。この小児が私たちの所へ連れて来られた時、同様の症状はまだ見られた。この小児の機構構成がどうなっているかを確認することが重要だった。それは、この一連の症状とは関係なく試みられた。過度のエーテル体の萎縮が明らかになり、エーテル体のある部分では、アストラル体の影響をほとんど受けていなかった。胸部の右半分の周囲のエーテル体は、まるで麻痺しているようだった。それに比べて胃の周辺では、アストラル体の肥大のようなものが見られた。さてこれらの所見を、一連の症状と合致させることが大切である。消化の際に、アストラル体が胃を酷使していることに疑いの余地はなく、エーテル体の麻痺のせいで、腸からリンパ管への移行において消化は滞っていた。そのため、血液は栄養不足である。したがって、吐き気の現象を特別重要な症状として捉える必要がある。痙攣が起きるのは常に、エーテル体が萎縮し、そしてアストラル体がエーテル体の介入なしに物質体に直接影響を及ぼす時である。この小児の場合、それははなはだしく生じていた。もしもこの症例のように、この症状が成長期の間ずっと継続すると、運動系を意志の正常な受容にふさわしいものにするプロセスは抜け落ちる。この小児の場合、それは右側が使えないということに現れていた。そこで、この小児の症状を母親と結びつける必要があった。来院した時、母親は三十七歳だった。報告によると、彼女は十三歳ですでに現在の体格を有していた。小児期から歯の状態が悪く、関節リウマチに苦しみ、そしてくる病であったと主張した。初経は比較的早かった。彼女は十六歳で腎臓病に罹ったと説明し、また彼女が体験した痙攣のような症状についても語った。二十五歳の時、肛門括約筋の痙攣のために便秘になるが、これは拡張する必要があった。現在の時点でも、排便時に痙攣が起きる。諸症状から推論するのではなく、直接観察して得た所見から、彼女の子どもとの異常な近似性が明らかになった。ただすべては、子どもよりははるかに穏やかな形で現れていた。人間のエーテル体は、歯牙交代と性成熟の間で、特別な発展を経験することを考慮しなければならない。このことは、この母親の場合には、利用できるエーテル体の力が充分に強くなく、性成熟までしか成長できなかったことに現れている。それとともに、アストラル体が異常に発達しはじめ、アストラル体の肥大がエーテル体を覆い、物質機構の中へ強く介入しすぎるようになった。これは、彼女が十三歳の時に成長が止まったことに現れている。しかしながら、彼女は決して小人のように小さかったわけではなく、とても大きかったのだが、それはわずかであるにせよ、アストラル体によって何の束縛も受けていないエーテル体の成長力が、肉体の体積過剰を引き起こしたことに起因する。この力はまだ物質体の諸機能の中へ規則的に介入することはできなかった。それは関節リウマチの発症と、後には痙攣症状の中で現れた。エーテル体の虚弱さによって、物質体に対する極めて強いアストラル体の働きが生じた。この働きは分解作用である。この作用は、通常の生命の発展においては、睡眠中の構築力によって、アストラル体が物質体とエーテル体から分離している時に均衡が取られる。彼女のケースのように、エーテル体が弱すぎると分解作用の過剰が生じ、それは彼女の複数の歯牙がすでに十二歳で充填治療の必要があったことに現れている。エーテル体が、妊娠中のように、特に奪われると、その都度歯牙の状態が悪化した。エーテル体の、アストラル体との結びつきの弱さは、とりわけ夢を頻繁に見ることと、あらゆる不規則性にも関わらず、睡眠が健康であったことにも示されている。そしてエーテル体の弱さは、肉体の中でエーテル体によって克服されなかった異質なプロセスが生じることにも示されている。この異質なプロセスは、尿中の蛋白質と散発的な硝子円柱と塩である。注目すべきは、この病気のプロセスと、彼女の妹の病気のプロセスとの類似性である。人間本性の諸部分の関連性についての所見は、この妹の場合もほとんど同じである。エーテル体の働きの虚弱さと、それに因るアストラル体の優勢が見られた。ただアストラル体自体は、小児の母親よりは弱い。したがって、彼女の場合も初経が早く来たが、炎症の代わりに、器官の過敏さから来る単なる痛みがあり、それはたとえば関節であった。バイタリティーが正常に発揮されるためには、エーテル体が特に関節で活発である必要がある。エーテル体の活動が弱いと、物質体の活動が優勢になり、それはここでは腫脹や慢性の関節炎として現れている。アストラル体の感覚を増す甘い食事を好むのは、主観的な感覚に対してほとんど働きかけていないアストラル体の弱さを示している。日々の生活によって弱いアストラル体がさらに消耗すると、そして弱さがそのまま保持されるならば、著しい痛みが生じる。彼女は夕方になると痛みが増すと訴えた。この三人の患者の症状の関連性は、二人の姉妹より前の世代の家系に対する注意、特に小児の祖母に対する注意を促している。この祖母に原因を探す必要がある。三人の患者全員のアストラル体とエーテル体の間の乱れたバランスは、小児の祖母から来ている可能性がある。この不規則性は、祖母のアストラル体とエーテル体によって、胎児の栄養器官、特に尿膜が十分に形成されなかったために引き起こされたに違いない。この尿膜の不十分な形成は、三人の患者全員に求められねばならない。それは私たちによって、まず純粋に霊学的な方法で確認された。物質的な尿膜は、霊的なものの中へ移行しながら、アストラル体諸力の優れた能力の中で変容する。しかし変性した尿膜は、アストラル体の能力を低下させ、それはとりわけ、全運動器官の中で現れる。これらすべてのことは、三人の患者に当てはまった。アストラル体の状態から、尿膜の状態について実際に知ることができる。家系についての指摘は、大胆なファンタジーの推理の結果ではなく、まったく霊学的な観察に由来することが、そこから見て取れるだろう。

この真実に困惑する人に申し上げたいのは、この詳論は決して奇説を打ち立てたい欲求にもとづくのではなく、私たちの認識を一度すべての人々に公開するという要請にもとづくものである、ということである。物質的なものから霊的なものへの変容と、霊的なものから物質的なものへの変容を、世代の継続の中に認めることを避けるならば、遺伝の神秘的な概念は闇の中に留まり続けるだろう。

まさにこのような理解によって、治療的に、どの点で治癒プロセスを開始すべきかの見解が得られる。このような方法で遺伝に注意しなくても、単純にエーテル体とアストラル体の関係の不規則性に注意すれば、人間のこの二つの構成要素に作用する治療薬を用いることができるだろう。けれどもそれは、このケースの場合、無効であろう。なぜなら何世代にもわたる障害は、人間の機構のこれらの構成要素の中でバランスを取るには、あまりにも深く横たわっているからである。このようなケースでは自我機構に働きかけ、そして自我機構の中ですべてを、エーテル体とアストラル体の調和と強化につながる効果へともたらす必要がある。いわば増強された感覚刺激の中で（感覚刺激は自我機構に働きかける）自我機構に対処するならば、それを達成できる。この小児の場合、それは次の方法で試みられた。五%黄鉄鉱の軟膏を塗った包帯を右手に巻き、同時に、頭部の左半分にセイヨウタマゴタケ（Amanita caesarea）の軟膏をアインライブング〔塗擦療法〕する。鉄と硫黄の結合である黄鉄鉱は、外用すると、自我機構を刺激し、アストラル体を生き生きとさせ、エーテル体への親和性を増大させる。構造化された窒素という特別な内容を持っているセイヨウタマゴタケの素材は、頭部から発するように作用するが、その作用とは自我機構によってエーテル体を活発にし、エーテル体のアストラル体への親和性を高めるものである。治癒プロセスは、自我機構自体を活発な活動へともたらすオイリュトミー療法によって支援される。外側からもたらされるものは、機構の深部にまで達する。そのように導入された治癒プロセスは、自我機構の作用に対して、アストラル体とエーテル体を特に感じやすくさせる処置によって、さらに強められる。それに加えて、日々のリズムの中で行うこととして、アキノキリンソウ(Solidago)を煎じた薬液を入れた入浴、ハコベ(Stellaria media)を煎じた薬液を用いて背面の摩擦、そしてヤナギの樹皮の茶剤の内服(特にアストラル体の感受性に効く)、さらにスタンヌム〇・〇〇一(特にエーテル体を感じやすくする)を処方した。またさらに、障害のある小児の機構を、治癒作用の背後に後退させるために、微量のけしの液汁を投与した。

母親の場合、むしろ最後のセラピーがより適用されたが、それは世代が上だったからであり、遺伝の力が少なく働いていたからである。母親の妹の場合も同様である。小児がまだクリニックにいた頃、彼女は指図に従うのが容易になり、そしてより良い魂の状態になったことが認められた。たとえば、素直になり、以前は不器用だった動きが器用になった。後に、小児に大きな変化があったという連絡を叔母から受けた。静かになり、過剰な不随運動が減り、一人遊びができるほど器用になり、そして魂の面においてもかつての強情さはなくなった。

症例五

二十六歳の女性患者。彼女は流感の重度の後遺症で来院したが、この流感には一九一八年に肺カタル〔肺結核〕と併発して罹っており、またこれは一九一七年に罹患していた胸膜炎に続いて罹っていたのだった。患者は流感に罹患して以来、完全には回復できないでいた。一九二〇年、患者は非常にやせて衰弱し、また微熱と寝汗をかいた。流感に罹ってまもなく、腰痛がはじまり、これは一九二〇年秋まで途切れることなく増強し、それから烈しい痛みとともに腰部の湾曲が生じた。また右人差指の腫脹も生じた。安静によって背中の痛みが回復したと述べている。患者が来院した時には、右大腿部に流注膿瘍があり、若干の腹水を伴う体の膨満も見られ、またカタル性の雑音が肺尖にあり、それは左肺と同様に右肺でも認められた。食欲と消化は良好。尿は濃縮しており、微量の蛋白質が見られた。アストラル体と自我機構が過敏であることが、霊学的な診察で明らかになった。このような異常性はまずエーテル体に現れる。エーテル体は本来のエーテル機能の代わりに、アストラル機能のエーテル的複製を発展させる。アストラル機能は分解作用である。それゆえ、物質体の諸器官のバイタリティーと正常なプロセスは、消耗せざるを得なかった。それは常に、いわば人間の有機体内で生じる人間外のプロセスと結びついている。流注膿瘍、背中の痛み、体の膨満、肺のカタル症状、蛋白質の消化不良は、それに起因する。治療においては、アストラル体と自我機構の過敏性を減少させることが問題であった。過敏性に対して、常に自分自身の力を強める珪酸を投与することで、それを達成できる。このケースの場合、珪酸の散剤を食事の中に入れ、そして浣腸としても用いた。同じく、背中の下部に芥子の貼付剤を貼り、過敏性を他の方向へ転じさせた。これは、自発的に過敏性を引き起こし、それによってアストラル体と自我機構から過敏性を取り除くことにもとづいた作用である。アストラル体の過敏性を消化管の中で和らげるプロセスによって、このアストラル活動を、本来あるべきところ、すなわちエーテル体に転じることができた。私たちは微量の銅と動物炭（Carbo animalis）によってそれをもたらした。エーテル体が不慣れな正常な消化活動を避けてしまう可能性に対しては、膵液を与えることで対応した。
流注膿瘍は何度か穿刺された。大量の膿は吸引によって排出された。膿の生成は次第に弱まり、最後には消滅したことで、膿瘍は退縮し、腹部の膨張は縮小した。膿がまだ出ていた頃のある日、私たちは再度の熱の上昇に驚かされた。上述したようなアストラル体の素質では、わずかな心理的興奮が、そのような熱を生じさせるということは、不可解ではなかった。しかし、そのような場合において理解できる熱と、熱の強い有害な作用は、区別しなければならない。なぜなら、上述した前提のもとでは、まさにそのような熱は、有機体の中へ深く進行する分解プロセスの介入に対する仲介者だからである。そこで、直ちにエーテル体を強める必要があり、それによってエーテル体はアストラル体の有害な作用を無力にする。私たちは高いポテンシーの銀を注射し、熱を下げた。患者はその後、体重が十キロ増え、元気になって退院した。このケースでは、後療法によってさらに治癒を確実にしなければならないという、思い違いをすることはなかった。

註　これまでに扱ったいくつかの症例によって、諸原則を特徴づけようとしたが、私たちはこれらの諸原則に則って診断から薬剤を探す。これまでは物事を明白に示すために、極めて個性的なプロセスをたどらざるを得なかった症例を扱った。しかしながら、私たちは典型的な疾病に適用される、典型的な薬剤も製造している。次に、そのような典型的な薬剤を用いた幾つかの症例を扱う。

症例六　花粉症の治療

重度の花粉症の男性患者。すでに小児期からこの病気に苦しんでいる。四十歳の時、私たちの治療を受けに来た。この病状には、《ゲンチュード》という調整剤がある。この調整剤は患者の症状がもっとも重かった期間、つまり五月に処方された。私たちは患者に注射をし、《ゲンチュード》の液剤を局所的に鼻の中に塗布した。過去数年の間、花粉症の症状で大変苦しんでいた季節に、症状がかなり快方に向かった後、彼は旅行をしたのだが、以前とは比較にならないほど調子が良いと感じた、と私たちに報告があった。翌年、再び彼は花粉症の季節にアメリカからヨーロッパに向けて旅の途上にあったが、花粉症の発作は以前よりはずっと軽症ですんだ。この年にも行われた治療によって、症状はかなり耐えられるものになった。実際の発作は起こらなかったが、根本的な治癒のために翌年も治療が行われた。その次の年に、患者は文章で次のように自分の状態について説明した。私は新たな発作を予期していたので治療を再開しました。鼻の粘膜は以前よりはるかに敏感ではなくなったと思います。「一九二三年春、私は草花や花粉の生じる樹木に囲まれて仕事をしながら、滞在しなければなりませんでした。夏の間はずっと、暑くてほこりっぽい路上で馬に乗りました。けれども、たった一日を除いて、花粉症の症状は夏の間まったく出ませんでした。この例外的な一日は、風邪を引いたのであり、花粉症の発作ではなかったと信じられる充分な根拠が私にはあります。かつては本当に地獄のようだったこの環境で、支障なく滞在し、仕事ができたのは、三十五年間で今年が初めての年でした。」

症例七　硬化症の治療

六十一歳の女性患者。硬化症とアルブミン尿で来院。その時の症状は、インフルエンザによる微熱と胃腸障害だった。インフルエンザ発病後、患者はずっと気分がすぐれなかった。彼女は目覚めた時の息苦しさと、めまい発作、そして頭の中と両耳、両手にノックされているような感じがする、と訴えた。症状は特に目覚めた時にしつこく感じられ、また歩行時と昇降時にも生じた。睡眠は良好。便秘傾向があった。尿中に蛋白が見られた。収縮期血圧は一八五mmHg。私たちはまず硬化症の処置からはじめたが、この硬化症はアストラル体の過剰な活動によるものだと認められた。物質体とエーテル体は、アストラル体の活動全体を受け入れることはできなかった。そのような場合、物質体とエーテル体によって吸収されなかった過剰なアストラル体は残ったままである。人間の機構の正常で確かな在り様は、この吸収が完璧なものである時にのみ可能である。そうでなければ、吸収されなかった部分が、この症例のように、めまいや、特にノックのような主観的な感覚的幻想によって現れる。そしてこの吸収されなかった部分は、摂取された素材を捕え、それらが正常な代謝の中へ浸透する前に、それらにプロセスを強制する。それによって便秘傾向と、蛋白質の排出、および胃腸障害が現れる。このような場合には、血圧は上昇する。なぜなら、アストラル体の過剰な活動が自我活動も上昇させ、そしてそのことが上昇した血圧の中に現れるからである。私たちはこのケースには、主に《スクレロン》を処方し、そしてめまい発作に即座に対応するためにごく微量のベラドンナを付け加えた。そしてさらに、消化促進のためにニワトコの茶剤を、規則的な便通のために浣腸と下剤用茶剤を、それから塩は硬化症を促進させるので塩抜きの食事療法を処方した。回復は比較的早かった。めまい発作は減少し、ノックも同様である。収縮期血圧は一一二mmHgに下がった。患者が主観的に感じる容態は、見る間に良くなった。硬化症はその後進行していない。一年後、患者に軽度の症状が現れ、再度来院した。同じような治療によって、さらに快方に向かった。この患者の場合、治療開始から長い年月を経た後も、硬化症による有機体の変性の拡大は生じていないのが認められた。硬化症の特徴的な外的症状は退行しつつあり、患者を捉えていた急速な老化はもはや見られない。

症例八　甲状腺腫の治療

女性患者。三十四歳の時に来院した。彼女は、魂の全体的状態において、物質体のある種の重たさと、内的なもろさに強く影響されるタイプの人間である。彼女が語るどの言葉も大変な労苦のようであった。きわめて特徴的なのは、顔全体の形が凹面であり、鼻根はまるで有機体の中に押しとどめられているかのようだった。患者はすでに学童期からきゃしゃで、病弱だったと報告している。実際の病歴は、軽度の麻疹のみである。いつも青白く見え、非常に疲れていて、食欲がなかった。医師から医師へと送られ、順番に、肺尖カタル、胃カタル、貧血と診断された。彼女は自分で、病気は身体的というよりは魂的なものではないかと意識していた。

私たちは既往歴のこの部分の後に霊学的な所見を挙げようと思うが、それはその所見にもとづいて、その他全部を吟味するためである。

この患者の場合、アストラル体が高度に弛緩していた。そのため自我機構は、物質体とエーテル体によってせき止められていた。彼女の意識生活全体には、少し朦朧とした眠気が浸透していた。物質体は、取り入れられた物質に由来するプロセスにさらされていた。それによって、これらの物質は、人間の機構の諸部分に変化させられる。エーテル体は、自我とアストラル体によって、エーテル体におけるそれらと関連したバイタリティーの中で過度に弱められ、そのため内的な感受性は、つまり一般的な生命感と身体平衡感は過剰に活発になり、外的な知覚の活動性はぼんやりしてくる。そこから、あらゆる身体機能は互いに不調和になる過程を取らざるを得ない。この患者の場合、自分の身体の諸機能を自我によって統率できないという感情が現れる他はないのである。それは彼女にとって魂的な無力感のように思われた。それゆえ彼女は、自分の病気は身体的なものというよりは、魂的なものだろうと言ったのだった。自我とアストラル体の無気力が増すと、さまざまな体の部分でさまざまな診断がされる病状が現れざるを得ない。自我の無気力は、甲状腺や副腎のような腺の不規則性や、さらには胃腸系の不規則性の中に現れる。これらのことは、この患者の場合、予測され、そして実際に確認された。甲状腺腫と胃腸系の状態は、霊学的な所見とまったく合致していた。極めて特徴的だったのは、以下のことである。自我とアストラル体の無気力のせいで、目を覚ましている間に睡眠への要求の一部が満たされ、そのため睡眠は正常な人間のそれと比べてとても浅かった。それは患者にとって、なかなか治らない不眠症と思えた。彼女がすぐに眠り込み、そしてすぐに目を覚ますと感じるのは、それと関係があった。同様に、彼女が夢をたくさん見ると信じていることとも関連していたが、しかしその夢は本当の夢ではなく、夢と覚醒時の印象が混ざったものである。そのため夢は記憶に留まらず、また刺激的なものでは決してなかった。刺激の強さは低下していたからである。自我の無気力は、内部器官においてはまず肺に現れた。実際のところ、常に肺尖カタルは弱い自我機構の表れである。自我によって遂行されていない代謝は、リウマチに現れる。これらのことはすべて、主観的には一般的な疲労として現れる。彼女は十四歳の時に初経を迎えたが、弱い自我機構は流れ出した月経プロセスを再び元に戻すための作用を十分に展開することができない。自我のこの元に戻す作用は、仙骨の辺りで脊髄に合流する神経によって意識に上る。自我機構とアストラル体の流れが充分に通っていない神経は痛む。患者は月経時の腰痛を訴えた。これらすべてから、次のような治療方法が導き出された。私たちはイヌサフラン（Colchicum autumnale）がアストラル体に強い刺激を与えること、より正確には頭頸部機構のアストラル体に対応していることを発見した。それゆえイヌサフランを、甲状腺腫を主症状とするすべての病気に処方する。そこで患者に、一日三回、五滴のイヌサフラン調整剤を投与したが、それによって甲状腺腫の腫れはひき、患者の気分は良くなった。この方法でアストラル体を強めると、アストラル体は自我有機体のより優れた機能も仲介し、それによって消化器と生殖器に対して働きかけることのできる薬剤が、有機体の中で力を受け取る。そのような治療として、油と混ぜたニガヨモギの浣腸を行ったが、それは油が消化管の中で刺激しつつ作用するからである。私たちはこの処置によって、著しい回復の実現に成功した。この治療は、人間が三十五歳の頃に、特別好都合な作用を展開できると私たちは信じている。それはこの年齢には、自我機構は他の有機体に対して強い親和力を持ち、自我機構が弱くても容易に活気づけることができるからである。患者が来院したのは、三十四歳の時であった。

症例九　更年期における片頭痛様症状

女性患者。五十五歳の時に来院した。以下は、患者からの報告。小児期にはきゃしゃで病弱であり、麻疹、猩紅熱、水疱瘡、百日咳、流行性耳下腺炎に罹った。初経は十四、五歳頃に迎えた。経血は初めから非常に多く、月経痛もあった。四十歳の時に、下腹部の腫瘍〔卵巣腫瘍〕を全摘出した。さらに、三十五歳の時から、三日間続く片頭痛様の頭痛が三、四週毎にするようになり、これは四十六歳の時には、三日間の意識不明を伴う頭部の病気へと悪化した。現在の霊学的所見は、以下の通りである。全般的に自我機構が弱く、それはエーテル体の活動が自我機構によって充分に抑制されていないことに現れている。そのため、頭部系と神経感覚系における自律神経の有機的な活動の拡張が生じており、このような強度の拡張は正常な自我機構の強さがあれば起こらないものである。この所見と、いくつかの症状が一致する。第一の症状は頻尿である。これは腎臓の排泄作用を調整する正常に発達したアストラル体に対して、それを正常に抑制する十分に強い自我機構が対峙していないことが原因である。第二の症状は、寝つきの悪さと目が覚めたときの疲労感である。アストラル体が物質体とエーテル体から容易に離れないのは、自我がアストラル体を充分に強く引き出さないからである。目が覚めると、眠りの作用がまだ残っている生命活動は、自我の弱さのために疲労を感じる。第三の症状は、夢をほとんど見ないことである。自我機構はアストラル体に弱い像しか刻印できず、それは生き生きとした夢として表れることができない。

これらの認識によって、次のような治療が導き出された。私たちは自我機構に対して、物質体とエーテル体に向かう道を作る必要があった。そのために、毎晩、額に二%クローバー塩〔酸性蓚酸カリウム〕湿布、毎朝、下腹部に七%イラクサ溶液（Urtica dioica）で湿布、毎昼、両足に二〇%菩提樹の花の溶液（Lindenblüten）で湿布をした。この処置によって、夜間の生命活動を低下させることを意図した。これを生じさせたのは、有機体内で過剰な生命活動を抑制する機能を行使するクローバー塩である。私たちは毎朝、自我機構が物質体の中へ入っていく道を見出せるように配慮する必要があった。これは血液循環を刺激することによって行われた。イラクサの鉄作用がこの目的のために用いられた。他にも、一日の流れの中で、自我機構の物質体への浸透を助ける必要があった。それは昼間、菩提樹の花が持つ他の方向へ誘導する作用によって実現した。今度は、上述した四十六歳の時に悪化した頭痛が現れた。この頭痛を、摘出手術によってなくなった月経と、そして更年期の代償症状のために意識不明へと強まったことと関連づける必要があった。私たちはまずアンチモンで回復を図ろうと試みた。一般的に、自我機構の調整の下に成り立っている代謝が問題であるならば、アンチモンによって回復できたに違いなかった。しかし、アンチモンによっては回復しなかった。そのことから、主に生殖器官を調整する自我機構の、比較的自立した部分が問題であるという証明がなされた。私たちは、タチキジムシロ（Potentilla-Tormentilla）の根から作った、高レベルに希釈したものが特効薬であると考えた、これが実際に効いた。

第二十章　典型的な薬剤

序言

ここでいくつかの典型的な薬剤を治療効果の観点から解説するが、これらの薬剤の一部は私たちによって市場に出された。これらは典型的な病気の型に対応しており、病状において典型的な症状が問題になる時には、本書で記述された意味において、私たちの薬剤は必ず治療に導くものに違いない。この観点から、いくつかの薬剤を説明する。

一、《スクレロン》薬剤

スクレロンの成分は、金属鉛、蜂蜜、糖である。鉛は自我機構の分解作用を促進するように、有機体に働きかける。自我機構の分解作用があまり働かない有機体に鉛を投与すると、薬の投与量が十分に強ければ、分解作用が促進される。もしも投与量が強すぎると、自我機構の肥大が生じる。すると体は構築する以上に分解し、衰弱せざるをえない。硬化症の場合には自我機構が弱くなり過ぎ、自我機構が自分で分解を充分に行わない。それゆえ、アストラル体だけが単独で分解する。分解産物は有機体から抜け落ち、塩素材を実体とする諸器官の強化を引き起こす。適正な投与量の鉛は、再び自我機構の中に分解を取り戻させる。分解産物は硬化させるものとして体内に留まらず、排出される。すべての硬化症の治療は、外に向かう道を開くことによってのみ可能であり、そうでなければこの塩形成プロセスは体内に留まる。鉛によって自我機構のプロセスの方向が決定される。さらに、これらのプロセスがその過程において、いわば揮発性を保つことが必要である。それは蜂蜜を混ぜることで達成される。蜂蜜は自我機構を、アストラル体に対して必要な支配力を行使できる状態にする。それによって蜂蜜は、アストラル体から、硬化症におけるアストラル体の相対的な自立性を取り除く。糖は自我機構に直接働きかける。糖は自我機構を、その内部から強める。私たちの薬剤は次のように作用する。鉛は、アストラル体のようにではなく、自我機構のように分解しつつ作用する。蜂蜜はアストラル体の分解作用を自我機構に移し替え、そして糖は自我機構の固有の課題を果たせる状態にする。硬化症の初期症状では、思考の力強さと記憶を正確に管理する能力が失われることが見て取れる。すでにこの段階で私たちの薬剤を用いれば、硬化症の進行を避けることができるだろう。しかし病気が進んだ状態でも、この薬剤は効果を発揮する。(使用方法は薬剤のラベルに記されている。)

二、《ビオドロン》片頭痛薬

頭部の内側に位置している灰白色の脳の部分が人間の機構の、物質的にもっとも進んだ部分である、というように頭部機構は作られている。この部分は他の諸感覚を統合する感覚活動を含んでおり、この感覚活動の中に自我とアストラル体が入り込んで作用する。この部分は有機体のリズム系に関与しており、その中にアストラル体とエーテル体が入り込んで作用する。そしてまた、この部分はごくわずかではあるが四肢代謝系にも関与しており、その中にエーテル体と物質体が入り込んで作用する。脳のこの部分はそれを取り巻く周辺の脳と区別され、脳の周辺部は、物質機構においては、非常に多くの四肢代謝系と多少のリズム系を含んでいるが、神経感覚系はもっとも少ない。自我機構の活動が押し戻されることによって、この中央の脳の神経感覚活動が乏しくなり、そして消化活動が盛んになると、つまり中央の脳が通常の状態よりも周辺の脳に似てくると、片頭痛が起きる。それゆえ片頭痛の治療は、以下のことにかかっている。一、神経感覚活動を刺激すること。二、リズム活動を、代謝に傾いたものから呼吸に近づくものへ変換すること。三、自我機構による調整を欠いた単なる生命的な代謝活動を阻止すること。一番目は珪酸によって達成される。酸素と結合した珪素は、有機体内で呼吸が神経感覚活動へと向かう移行におけるプロセスと同じプロセスを含んでいる。二番目は硫黄によって達成される。硫黄が含んでいるプロセスは、消化系に傾いたリズムから、呼吸に近づくリズムに変換する。そして三番目は鉄によって達成されるが、鉄は消化プロセスのすぐ後で、代謝を血液のリズムのプロセスへと導き、それによって代謝プロセス自体が抑制される。それゆえ、鉄、硫黄、珪酸を適切に調合すると、片頭痛に対する薬剤になるはずである。これは無数の症例で証明された。

三、黄鉄鉱　気管・気管支炎の薬剤

さて、次に論じる薬剤が存在するのはある認識のおかげであるが、それは物質のプロセスを、人間の有機体のプロセスとの正しい関係に導くことのできる認識である。さらに、物質とは本当は静止状態にもたらされたプロセスであり、いわば凝固したプロセスであることを考慮しなければならない。本来は、黄鉄鉱ではなく黄鉄鉱プロセスと呼ぶべきだろう。黄鉄鉱という鉱物の中に、あたかも凝固したかのように留められているこのプロセスは、鉄プロセスと硫黄プロセスの協同作用から生じるものに対応している。鉄は、すでに前述したように、血液循環を刺激し、硫黄は血液循環と呼吸の間の結びつきを仲介する。血液循環と呼吸が関わりを持つちょうどその場所に、気管・気管支炎、およびある種の吃音の原因がある。また血液循環と呼吸の間のプロセスから、該当する諸器官が胎生期に形成され、そして後の人生においてこれらの器官は何度も再生するが、このプロセスが有機体内で正常に経過しない場合、それは身体に投与された鉄硫黄素材が引き受けることができる。この認識から出発して、上述の病気の型に対する薬剤を黄鉄鉱から調整するが、その時にはこの鉱物の諸力が、内服された時に病気の諸器官への道を見出せるように、この鉱物を調整剤に作り替える。もちろん、ある種の素材プロセスが有機体内で選ぶ道筋を知る必要がある。鉄プロセスは、代謝によって血液循環の中にまで導かれる。硫黄プロセスは、血液循環から呼吸過程の中へと入り込んで行く。

四、アンチモン結合の作用

アンチモンは他の物体に対する非常に強い親和性を持っているが、その例が硫黄である。この特性によって、硫黄が有機体内で通り抜ける行程を、アンチモンが容易にたどれることを示している。それはたとえば、呼吸のプロセス全体の行程である。アンチモンのもう一つの特性は、束状の結晶形成への傾向である。それはアンチモンが、地球周辺のある諸力の放射に容易に従うことを示している。アンチモンに溶離プロセスを起こさせると、この特性はさらに際立ってくる。溶離プロセスによって、アンチモンは繊細な繊維状になる。そしてアンチモンを燃焼プロセスに移し、白煙が発生すると、それはさらに意味深い現れ方をする。この煙は冷たい物体に付着し、独特なアンチモンの花を形成する。人間の有機体の外にあるアンチモンが、アンチモンに働きかける諸力に従うように、アンチモンは人間の有機体内では形を形成する諸力に従う。血液中には、形を形成する諸力と、形を解消する諸力との間に、ある均衡関係がある。アンチモンは前述の特性から、硫黄との結合によって、そのための道が開かれるならば、人間の有機体の形を形成する諸力を、血液の中に移行させることができる。それゆえアンチモン諸力は、血液凝固において働く力である。これは霊学的には、アストラル体が血液を凝固させる諸力の中で強められる、ということが明らかになる。アストラル体の中に、アンチモン諸力に似た諸力を認める必要があるが、この諸力は有機体内で内から外に向かって遠心的に働く。このアンチモン化させる諸力に対抗して、外から内に向けられた諸力が働き、この諸力は血液を液体化し、液体化した血液を、身体形成に役立つように可塑的にする。これらの諸力と同じ方向に、蛋白質の諸力も働く。蛋白質プロセスの中に含まれている諸力は、絶えず血液凝固を阻止している。チフスを取り上げてみよう。チフスは、アルブミン化させる諸力が支配的であることに起因する。有機体にごく微量のアンチモンを投与すると、チフス形成の諸力に対抗して働く。しかし配慮すべきなのは、アンチモンを内服するか外用するかによって、その作用がまったく異なることである。軟膏などの外用の場合、アンチモンはアストラル体の遠心的に働く諸力を弱めるが、たとえばこの遠心的に働く作用は湿疹形成に現れるものである。そして内服する場合、アンチモンはチフスに現れるように、求心的に強く働きすぎる諸力に対抗する。

危険な意識障害（傾眠状態）が現れるすべての病気において、アンチモンは重要な薬剤である。この場合、アストラル体の形成的な遠心力と、またそれに伴って脳プロセスと感覚プロセスが部分的に排除されている。有機体にアンチモンを投与すると、欠如しているアストラル諸力を人工的に作り出す。アンチモンの投与を受けると、記憶力が強まり、魂の創造力が高められ、魂の状態が内的に統一されたものになることに、常に気づくだろう。有機体は強められた魂によって回復する。古い時代の医学では、このことが感じられていた。それゆえアンチモンは古い時代の医学においては万能薬であった。私たちはそのような極端な立場を取りはしないが、前述したように、アンチモンが多面的な薬剤であることを認めざるを得ない。

五、辰砂

私たちは辰砂の中に重要な薬剤を発見することができた。人間の有機体に対する水銀の関係についての多くの賛否両論を研究する機会が、まさにこの物質において、辰砂において与えられる。水銀は生殖過程の真ん中にあるプロセスが凝固したものであり、この生殖過程は有機体の内部で、自分自身の中からその本質をほぼ完璧に分離する。そして水銀諸力は、この分離された諸力を有機体全体の中で再吸収させるという特性を持っている。つまり水銀は、有機体内で分離プロセスが形成され、そしてそれが再び有機体全体の支配下に導かれるあらゆる場所で、治療的に用いることができる（ごく微量を用いなければならない）。カタル性のプロセスのすべてがこれに該当する。それは、有機体のどこかの経路が、外側からの作用で、有機体全体の支配から引き離されることによって発生する。気管カタルや、その近傍のすべてのカタル症状の場合がこれに該当する。そこに水銀諸力を投与すると、それは治療的に作用する。血液循環と呼吸が互いに接触し合う有機体の領域において、つまり肺に由来するすべてのものにおいて、硫黄が効果的に作用するということは、すでに何度も言及された硫黄の特性である。辰砂は水銀と硫黄の化合物である。辰砂は人間の有機体の、上述された領域における、あらゆるカタル性のものに対する効果的な薬剤である。

六、アレルギー性鼻炎（花粉症）の薬剤　《ゲンチュード》

花粉症の症状は、目、鼻、咽頭、そして上部気道の粘膜の炎症症状である。そして花粉症に罹っている患者の病歴を見ると、しばしば小児期にも、「浸出性の素因」領域に属する病気のプロセスが見受けられる。それゆえ、エーテル体とアストラル体の行動に目が向けられる。エーテル体の諸力が過剰であり、アストラル体は引き下がり、エーテル体と物質体に正しく介入しない傾向がある。そしてカタル症状は、病気の部位でアストラル体の秩序だった介入作用が（また、それによって自我機構の秩序正しい作用も）妨げられていることの結果である。アストラル体と自我機構は過敏になり、光、熱、寒さ、ほこりや花粉等々の感覚的刺激に対して、痙攣性で発作的に現れる反応も、このように説明される。したがって治療プロセスは、アストラル体の方に歩み寄り、アストラル体がエーテル体に正しく介入できるように助けなければならない。これは、革様の果実皮を持つ果実の液汁を用いることで可能である。そのような果実の形態がどのようであるかを観察するだけで、外から内へと作用する諸力がとりわけ強力に働いていることがわかる。このような液汁を外用、あるいは内用すると、アストラル体がエーテル体の方向に向かうように刺激することができる。そこに含まれている鉱物の成分は、たとえばカリウムやカルシウムや珪酸は、同時に自我機構の側からの援助をもたらし（第十七章参照）、それによって花粉症の本当の治療が達成される。使用法についてのより詳細な指示は薬剤に添付されている。

初版（一九二五年）の前書き

教師であり指導者、そして友人であるルドルフ・シュタイナーは、もはやこの世の存在ではない。肉体的過労から発した重病が、彼を奪い去った。彼は仕事のさなかで病の床に臥さなければならなかった。アントロポゾフィー協会の活動のために、溢れんばかりの限りない力が彼によって注がれたが、もはやその力は自分の病気を克服するには充分ではなかった。これほど多くの人々から愛された人間が、そしてこれほど多くの人々を助けることのできた人間が、自分自身に関しては運命にまかせる他はなかったということを、もちろんそこに高次の力が導いていることを知っていたとしても、彼を愛し尊敬した人々は皆、大変な苦痛とともに体験しなければならなかった。

一つの仕事の実りが、この小さな書物の中に書き留められている。

まさに医学にとって、示唆の宝庫であるアントロポゾフィーの教えを、私は医師として余す所なく認めることができた。そして私はそこに、たゆみなく汲み取ることのできる知恵の泉を発見したが、それは今日なお解決されていない多くの医学問題に光を当て、解明してくれるものである。ルドルフ・シュタイナーと私の間には、医学認識のための活発な共同作業が生まれ、それは特にこの二年間に深まり、それによって一緒に書物を著すことが可能になり、実現できた。ルドルフ・シュタイナーが常に努力していたのは、古い秘儀の本質を再生し、医学の中に流し入れることであった（この点において、私は彼を完全に理解した）。なぜなら古代から、この秘儀の本質は医術と密接に関わっており、また霊的認識の獲得は治療と結びついていたからである。素人のような方法で、科学的な医学を過小評価してはならず、科学的な医学は完全に承認される。しかし大切なのは、現に存在するものに、病気と治療のプロセスを理解するための真の霊認識から流れ出るものを付け加えることであった。当然のことながら、古代秘儀における魂の本能的な方法が復活すべきなのではなく、完全に発展した、霊的なものへと高められた、現代の意識にふさわしい方法が問題なのである。

最初はこのようにしてはじまり、そして私が創設したアーレスハイム臨床治療研究所が、ここで展開された理論のための実際の基盤となった。そして、ここで述べられた意味において、医学的認識の拡張への要望を担う、医術のための道を示すことが試みられた。

私たちはこの小さな書物の後に、共同作業によって何冊も後続本を出す予定であった。残念ながら、もはやこれは不可能となった。しかしながら私は、私の所有するたくさんの示唆とメモを用いて、第二巻、もしかすると第三巻を続けて出すつもりである。この第一巻の原稿は、ルドルフ・シュタイナーによって、彼の死の三日前まで、喜びとそして内的な満足とともに推敲された。生命の素晴らしさと偉大さの中で、生命の謎から生命の理解へと到ることを求めているすべての人々が道を見出すことに、本書が役立てば幸いである。

一九二五年九月　アーレスハイム－ドルナッハにて

イタ・ヴェーグマン医学博士

初版（一九二五年）の後書き

ここまでが、共同作業の成果として残されており、ルドルフ・シュタイナーの発病によって、原稿を書き続けることを中断せざるを得なかったことは、もちろん私たちの苦しみである。この続きとして、金、銀、鉛、鉄、銅、水銀、錫といった金属の中に、地上的宇宙的な諸力として働いているものを取り上げ、どのようにこれらを医術の中で用いれば良いかを取り上げることが、私たちの計画であった。そして古代の秘儀の本質の中に、金属と惑星の関係について、また金属と人間の有機体のさまざまな器官との関係について、どのような深い理解があったかについても、叙述されるはずであった。この知識について述べ、それを再び新しく基礎づける意図があった。

私のさしあたっての課題は、私に与えられた示唆とメモをもとに、本書の第二部を近いうちに刊行することであろう。

日本におけるアントロポゾフィー医学の発展

「日本アントロポゾフィー医学のための医師会」は二〇〇五年に発足しましたが、その契機となったのは、アントロポゾフィー医師養成のためのゼミナールが日本でも開催されるようになったことです。そのゼミナールとは国際アントロポゾフィー医学ゼミナール(IPMT)であり、年に一度、海外から複数の講師を迎え、一週間集中してアントロポゾフィー医学を学びます。その際、毎回行われる本書の講読会は、このゼミナールの精神的支柱と言えます。本書はこのゼミナールで毎年一章ずつ取り上げられ、それを連日、小グループに分かれて学習しますが、これまで完訳本は存在しなかったので、本書の訳者である浅田豊氏と中谷三恵子氏に翻訳を各章ごとに依頼し、それをもとに講読会を行いました。

この本は、アントロポゾフィー医学を学ぶ医師にとって、最も重要で、最も難しい本だと言えます。学び始めた当初は理解に苦しみ、序文を寄せられたミヒャエラ・グレックラー医学博士が、講読会の骨組みと進め方を呈示されたにもかかわらず、やはり難解でした。けれども毎年ゼミナールに参加し、一章ずつ取り組むうちに理解が深まり、少しずつではありますが、本書から得るものが大きくなっていきました。そして他の場で学んだことや、様々な体験も、すべてここに戻るのだと実感できるようになりました。つまり、私たち医師の成長は、この本とともにあったと言えます。今回、全文を邦訳で読めるようになったことは素晴らしいことであり、心から感謝しています。原文の一言一言を、豊富なアントロポゾフィーへの知識や体験をもとに、日本語に置き換えられた訳者お二人の苦労は大変なものであったろうと推察いたします。

二〇一一年三月十一日の大震災と原発事故の後の日本で、アントロポゾフィー医学の責務はますます大きくなっています。多くの医療者は忙しい仕事の合間を縫って、アントロポゾフィー医学の研修と実践を試みていますが、これからは海外の講師陣から学ぶだけではなく、自分自身で直接このような文献に学び、現状にあった新しいものをつくりだす必要があります。この意味においても、アントロポゾフィー医学の基本である本書を、日本の医療者が自由に読めるようになったことは本当にありがたく、今後の医療活動を支えてくれる基盤となるものだと思います。

さらに、健康と病気と医療は医療関係者のみならず、誰にとっても身近な関心事です。多くの方々が本書を手に取られ、アントロポゾフィー医学に触れて関心を寄せて下さることを望んでいます。日本でのアントロポゾフィー医学の普及と発展にとって、本書が大いに役立つものであることは疑いの余地がありません。訳者のお二人をはじめ、関係者の方々に深くお礼申し上げます。

二〇一二年十二月二十日

日本アントロポゾフィー医学のための医師会

代表　安達晴己

訳者後書き

本書は、Rudolf Steiner, Ita Wegman: Grundlegendes für eine Erweiterung der Heilkunst nach geisteswissenschaftlichen Erkenntnissen, 7. Auflage 1991 の翻訳である。原題を直訳すると「霊学的認識による医術拡張の基礎」であり、この題名でこれまで親しんできたが、この度の出版に当たり、ゲーテアヌム医学部門代表のミヒャエラ・グレックラー医師の提案にもとづいて、『アントロポゾフィー医学の本質』とすることにした。

本書は、本来、医師に向けて書かれた書物であり、ルドルフ・シュタイナーの最後の著書であり、また唯一の共同執筆による著書である。イタ・ヴェーグマンが初版の序文で述べているように、シュタイナーは彼の死の三日前まで本書の推敲を行っていた。つまり彼の哲学の本質が、この本の中に収められていると言えよう。

ルドルフ・シュタイナーは一九〇〇年代初頭から霊学者としての活動を本格的に開始したが、それはアントロポゾフィーについて語るだけではなく、芸術、教育、治療教育、農業、医療という広い分野にわたる実践でもあった。

医師のための第一回医学連続講義は、一九二〇年三月二十一日から四月九日にかけてドルナッハ／スイスで行われた『霊学と医学』（シュタイナー全集番号三一二 Geisteswissenshaft und Medizin）である。その翌年、一九二一年四月十一日から四月十八日には同じくドルナッハで、第二回医学連続講義が行われた。その時の講義内容は『治療に対する霊学的観点』の中に収録されている。（シュタイナー全集番号三一三 Geisteswissenschaftliche Gesichtspunkte zur Therapie）この連続講義と並行して、同日に、『オイリュトミー療法』（シュタイナー全集番号三一五 Heileurythmie）の講義も行われており、新しい運動療法であるオイリュトミー療法が、このとき誕生した。

その他のシュタイナーの医学関連の本は以下の通りである。

『霊学を基盤とした生理学と治療』（シュタイナー全集番号三一四　Physiologisch－Therapeutisches auf Grundlage der Geisteswissenshaft. Zur Therapie und Hygiene.）

『医術の深化のための瞑想的考察と指導』（シュタイナー全集番号三一六　Meditative Betrachtungen und Anleitungen zur Vertiefung der Heilkunst. Vorträge für Ärzte und Studierende der Medizin.）

『治療教育講義』（シュタイナー全集番号三一七　Heilpädagogischer Kurs. 邦訳、高橋巖訳、筑摩書房）

『司牧医学』（シュタイナー全集番号三一八　Das Zusammenwirken von Ärzten und Seelsorgern. Pastoral-Medizinischer Kurs.）

『アントロポゾフィー的人間認識と医学』（シュタイナー全集番号三一九　Anthroposophische Menschenerkenntnis und Medizin.）

彼はこれらの書物以外でも、たとえば『オカルト生理学』（高橋巖訳、筑摩書房）や、数多くの公開講演で、健康と病気について述べている。彼の生涯にわたる仕事の目的の一つは、人間と自然の治癒であり、したがって彼が関わったすべての領域で、健康と病気について語っているのは当然なのである。また、シュタイナーが彼の人生の課題を認識するきっかけとなったのが、フエリックス・コグツキーという薬草採集家との出会だったというのも興味深い。

もう一人の著者であるイタ・ヴェーグマンは、一八七六年に当時のオランダ領インドのクラヴァンス（現在のジャカルタの近郊）で生まれた。父親は当地で製糖会社を経営していた。彼女は十四歳の時、教育を受けるためにオランダに渡り、十八歳で再び家族の元へ戻った。二十三歳の時、父親の病気に伴い家族はヨーロッパに移住することになった。一九〇二年ベルリンで、彼女はルドルフ・シュタイナーと出会う。彼女は体操療法士としてすでに仕事を始めていたが、その後、シュタイナーの勧めにより医学の道に進むことになった。

それ以降、彼女は常にシュタイナーのそばで彼を助け、医学のみならず、アントロポゾフィー運動の中核にいて、誠心誠意働いた。一九二一年、ドルナッハの隣町であるアーレスハイムに、最初のアントロポゾフィー医学を実践するクリニックが開設され、彼女はその初代院長になる。このクリニックは、現在ではイタ・ヴェーグマン・クリニックと呼ばれる病院になっている。このクリニックにシュタイナーはしばしば訪れ、患者を直接見て、適切なアドヴァイスをしている。

本書が書かれたのは一九二三年十月から翌年八月までの間である。そしてシュタイナーがこの世を去った一九二五年三月末まで推敲が続けられた。シュタイナーの病床で彼の世話をし、そして最後まで看取ったのもヴェーグマンである。シュタイナーの死後、困難な時代にもかかわらず、アントロポゾフィー医学の灯火が消えなかったのは、彼女の功績である。

さて、日本におけるアントロポゾフィー医学の発展は、二〇〇三年にその黎明を迎える。この年の三月末にミヒャエラ・グレックラー医師が、シュタイナー教育の教員養成講座の招聘で来日し、最終日の三月三十日午前に東京の武蔵野公会堂で「アントロポゾフィー医学とは何か」という公開講演が、また午後には医師との集まりが予定されていた。それより前の三月二十七日午後、芸術療法士とオイリュトミー療法士の九名が彼女と話し合い、医療関係者を対象とした医学集中講座の可能性について尋ねてみた。その時、彼女は即答しなかったが、三日後の医師たちとの話し合いの席で、国際アントロポゾフィー医学ゼミナール（International Postgraduate Medical Training）を翌年日本で開催する、と宣言したのだった。我々は嬉しい反面、予想以上の事態に、とにかく全力を尽くすことだけは決意した。

国際アントロポゾフィー医学ゼミナールとは、アントロポゾフィー医学の理解と普及のために、主にドイツやスイスで活動している医師や薬剤師が、世界各地におもむいて、その国の医師たちと一週間合宿し、寝食をともにしながら学ぶ講座である。我々二人は二〇〇四年の初回から、浅田は通訳として、中谷はオイリュトミー療法講師として、このゼミナールに参加した。このゼミナールのプログラムには、小グループに分かれて行う講読会が含まれており、その際用いられるテキストが本書である。第一回ゼミナールでは第十四章を取り上げた。その後、このゼミナールは継続されることになり、その都度テーマとなる章を我々が翻訳することになった。

本書の翻訳は最高度に難しかったが、医学関連のシュタイナーの書物の中でも最重要の本であるゆえ、多少読みにくくとも原文通りに正確に訳すことを旨とした。全訳が出来上がった後も、半年以上かけて三名の医師とともに最初から訳文を見直した。ここにその時たずさわって下さった小林國力医師、福元晃医師、山本忍医師に心から感謝申し上げたい。そしてゼミナールでの講読会用にいつも丁寧な校正と製本をして下さった薬剤師の小澤裕子さんに感謝の気持ちをお伝えしたい。

本書のような難書が現在の人間にすぐに理解できるとは思わないが、いつの日か、人間と自然についての真の叡智が人々に理解され、人類の光となるために、本書が役立てば幸いである。
最後に、ご尽力頂いた水声社の鈴木宏社主と編集の引田幸児さんに感謝したい。

二〇一三年一月五日

浅田豊
中谷三恵子

著者／訳者について——

ルドルフ・シュタイナー（Rudolf Steiner）　一八六一年、クラリエヴェック（現スロヴェニア領）に生まれ、一九二五年、ドルナッハ（スイス）に没した。一九一三／一九二三年、アントロポゾフィー協会を設立し、神秘学のみならず、教育、建築、医学、農業などの分野にも大きな業績を残した。主な著書には、『神智学』（一九〇四年）、『神秘学概論』（一九一〇年、ともに邦訳イザラ書房、他）、『霊界の境域』（一九一三年）、『医学は霊学から何を得ることができるか』（一九二四年、ともに水声社）等がある。

イタ・ヴェーグマン（Ita Wegman）　一八七六年、クラヴァンス（現在のジャカルタ近郊）に生まれ、一九四三年、アーレスハイム（スイス）に没した。一九〇二年、ベルリンでルドルフ・シュタイナーと出会い、以後シュタイナーとともに、アントロポゾフィー運動の中核で精力的に活動した。一九二一年、アーレスハイムに最初のアントロポゾフィー医学を実践するクリニックを開設し、その初代院長になり、アントロポゾフィー医学の発展に尽力した。

＊

浅田豊（あさだゆたか）　一九五二年、神奈川県に生まれる。東京大学文学部卒業、東京大学大学院独文専攻修士課程修了。ドルナッハ（スイス）の治療教育のためのシュタイナー・ゼミナール修了。現在、チューリッヒ近郊の大人の障害者のための施設にオイリュトミー療法士として勤務。主な訳書に、シュタイナー『個人と人類を導く霊の働き』（一九八四年、村松書館／二〇一〇年、涼風書林）、シュタイナー『ゲーテ的世界観の認識論要綱』（一九九一年、筑摩書房）がある。

中谷三恵子（なかたにみえこ）　一九五五年、山口県に生まれる。シュトゥットガルト・オイリュトメウム（ドイツ）卒業。ペレドゥア・オイリュトミー療法士養成学院（イギリス）にてディプロマを取得。オイリュトミストとして活動するかたわら、国際アントロポゾフィー医学ゼミナールの講師をつとめる。翻訳を監修した本に、『シュタイナー〈からだの不思議〉を語る』（二〇一〇年、イザラ書房）がある。

装幀——齋藤久美子

アントロポゾフィー医学の本質【新装版】

二〇一三年四月二五日第一版第一刷発行
二〇二二年八月三〇日新装版第一刷発行

著者――ルドルフ・シュタイナー＋イタ・ヴェーグマン
訳者――浅田豊＋中谷三恵子
発行者――鈴木宏
発行所――株式会社水声社
東京都文京区小石川二―七―五　郵便番号一一二―〇〇〇二
電話〇三―三八一八―六〇四〇　FAX〇三―三八一八―二四三七
［編集部］横浜市港北区新吉田東一―七七―一七　郵便番号二二三―〇〇五八
電話〇四五―七一七―五三五六　FAX〇四五―七一七―五三五七
郵便振替〇〇一八〇―四―六五四一〇〇
URL : http://www.suiseisha.net
印刷・製本――精興社

ISBN978-4-8010-0664-5